U0290191

科 学
新视野

药的诞生

不完美的药物学

〔意〕毛里西奥·迪卡尔西　莉萨·沃扎 著

苏静静 等译

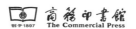

商務印書館
创于1897　The Commercial Press

图书在版编目（CIP）数据

药的诞生：不完美的药物学 /（意）毛里西奥·迪卡尔西，（意）莉萨·沃扎著；苏静静，米卓琳，马层思译 . —北京：商务印书馆，2023
（科学新视野）
ISBN 978-7-100-22248-8

Ⅰ.①药…　Ⅱ.①毛…②莉…③苏…④米…⑤马…
Ⅲ.①药物学—少年读物　Ⅳ.① R9-49

中国国家版本馆 CIP 数据核字（2023）第 058830 号

科学新视野
药的诞生：不完美的药物学
〔意〕毛里西奥·迪卡尔西　莉萨·沃扎　著
苏静静　等　译

商 务 印 书 馆 出 版
（北京王府井大街 36 号　邮政编码 100710）
商 务 印 书 馆 发 行
北京中科印刷有限公司印刷
ISBN 978 - 7 - 100 - 22248 - 8

2023 年 5 月第 1 版　　　　开本 880×1230 1/32
2023 年 5 月北京第 1 次印刷　印张 5¼

定价：68.00 元

前言：提升医学文化

　　提升公众、尤其是患者的医学文化认知，在诸多层面都是对社会大有裨益的，认识到这一点非常重要。对健康相关问题的了解越深入，患者的权利意识越强，越能够参与到与自身健康相关的决策中；医生也能够更自信地与患者对话，更好地理解患者的需求；国家卫生服务也能从更平和的氛围中受益，以更加合理的方式将其对未来的规划付诸实践。

　　然而如今，网络上充斥着海量的信息，包括被销售需求左右的资讯，人们往往倾向于从网络上获取所需要的信息，提升医学素养需要考虑到这一背景。此外，当下教育体系和环境并未揭示这种重要性和背景，在这样的情况下，人们要适当消化这些复杂的信息是比较困难的。

　　因此，邀请有学识的医学专家来写一本这样的著作，以增进人们对健康相关问题的理解，是非常重要的。这本《药的诞生》是由毛里西奥·迪卡尔西（Maurizio D'Incalci）、莉萨·沃扎（Lisa Vozza）共同完成。作为当代医学文化中重要的组成部分和治疗手段，本书涵盖了有关药的所有特性，对药品相关的问题做出了解释。

作者将带领读者走过新药诞生的迷宫，了解相关的规程、问题和细节。

本书通俗易读，语言平实，但又引人入胜。副标题为"不完美的药物学"（The imperfect science of drugs），这门科学往往会为了商业利益而夸大新药的效果，而尽量掩盖与之相关的风险。对于大多数治疗方法，这门科学尚未实现个性化，而且仍然需要通过可能的成功率来描述结果。但与此同时，这门科学没有因为已获得的成功而沾沾自喜、止步不前，相反，它一直在努力汲取相关的不断进步的知识和见解。

迪卡尔西和沃扎不偏不倚，尽可能地厘清曲解，并阐明了药物治疗的局限。因此，我对本书的成功致以最真诚的祝福。

本书中充满讨论性而非确定的答案，将引发读者对深刻见解的渴望而非对知识进步漠不关心，读者将深深受益于此，因而本书值得一读。

西尔维奥·加拉蒂尼（Silvio Garattini）

IRCCS 马里奥·内格里药理研究所主任

意大利米兰

阅读本书的注意事项

　　本书不是一本药品目录或者医学指南百科全书，建议期望读到这些内容的读者立即停止阅读。2015 年，仅关于癌症这一适应证，就有超过 3000 种新药正在研发当中。因此，枚举市场上每一种药品，或者描述所有的疾病都远非作者的能力所及和初衷所在。

　　追求某种确定性的读者，切忌阅读本书，因为本书无法在此类人群中产生预期的效果。药物科学是非常不完善的，不可避免地，其科学发现是不确定的和初步的，而非永久和有保证的。

　　倾向于认为我们对疾病的了解和治疗方法虽然不断在增加和扩充，但却仍然是非常有限的读者建议阅读本书。

　　对敢于冒险阅读本书的读者，本书可能产生一种持久性的"副作用"，即一种特定的想法根深蒂固地嵌入读者的脑海中，最终可能会有"感染"整个大脑的风险。这种想法提出每一种新药的开发都包括一系列的测试和实验步骤，而其结果往往是高度不确定和可疑的。

　　对小写字母过敏的读者应该提前采取恰当的预防措施，本书中所涉及药品的通用名和商业名都未使用大写字母。

　　本书的封面未注明"过期日期"，书中所含大多数信息可能在十年甚至更短的时间内过时。

　　如果您是一位勇敢的读者，没有因上述注意事项和禁忌症而拒绝阅读此书，请您直面挑战，继续阅读。我们祝您阅读愉快，我们为自己的文字负全部责任，这些内容毫无疑问都在我们的知识范围内。我们提前为书中的任何错误和歧义道歉。

目　　录

第一章　治愈、缓解还是修复 ……………………………………… 1

第二章　追踪药品 ……………………………………………… 24

第三章　实验室研究 …………………………………………… 51

第四章　首次出现在人类身上 ………………………………… 63

第五章　绝无确定性，仅有可能性 …………………………… 86

第六章　批准还是驳回 ………………………………………… 97

第七章　药物警戒、修订、新的适应证 …………………… 115

第八章　预测未来的药物 …………………………………… 127

第九章　不是每片药都是适当的 …………………………… 146

如果您想了解更多 …………………………………………… 154

需要摒弃的迷思 ……………………………………………… 157

您以前知道……吗？ ………………………………………… 164

第一章　治愈、缓解还是修复

新药诞生的路径大相径庭。它能像高速公路一样笔直高速，但更多的时候，这条路险峻崎岖，沿途还会经过海市蜃楼、出乎意料的岔路、分散的障碍，过去的药学家一直苦于这些困难，现在依然如此。

在这本小书中，我们将介绍若干条路径，有的是康庄大道，有的是羊肠小道，道路的尽头是药店里如今正在出售的各种药品，这些药品要么是为了延长患者的寿命，要么是为了改善身体状况。您将了解到一些著名的药物，从古老的阿司匹林到现代的降血压药物，每天有数以百万计的患者都在服用这些药物；您也将了解到一些近期才研发出的抗肿瘤药物。中间还会有抗病毒药、抗抑郁药和其他有趣的分子。我们还将向您介绍一些虽然知名度比较低，但很有趣的药品，因为其研发过程中有一些具有启发性的故事。

除了这些药品，您还将了解到一些好奇的人们，他们要么对治愈患者充满渴望，要么对化学充满兴趣，他们为我们提供了海量的药物，与一个世纪以前相比，绝不可等量齐观。

悬而未决的医学问题

除了可能影响某种新药分子研发的特定事件，在发明阶段，大多数新药都有一个共同的基本要素：悬而未决的医学问题。

这类医学问题可能是像阿尔茨海默症一样的疾病，很难治愈，或者不可能治愈；也可能是某种病理状态，比如与肿瘤有关，可以在某种程度上得到控制，但无法完全根治。此外，尚未解决的医学问题也可能来源于社会需求，而非一种疾病，如女性避孕。这些问题和需求指引着成千上万种药品的研发，今天，我们可以看到它们整齐地摆放在每一家药店的货架上。

现在，我们想要邀请您跟随我们，浏览一下这些陈列在架子上的药品。

治愈疾病的药品

药店通常大概有 14000 种不同包装的药品，但仅有一小部分能根除造成疾病的原因。绝大多数药品治疗的是症状。

抗生素是可以从根本上根治疾病的药品之一，前提是这种疾病是由细菌引起的。如果您患有症状为绿色痰液、鼻涕，发烧或严重咳嗽的呼吸道感染，您的医生可能会给您开抗生素。抗生素确实可以基本清除导致感染的所有细菌，但不能杀死病毒。

我们对抗生素的了解已经有大约一个世纪了。准确地说，是从 1928 年亚历山大·弗莱明爵士（Sir Alexander Fleming）偶然观察到被霉菌污染的培养皿上细菌生长受到抑制开始。有趣的是，在此三十多年前，那不勒斯已经有人提出霉菌可以产生抗细菌物质。

1890 年，一位名为温琴佐·蒂贝里奥（Vincenzo Tiberio）的意大利海军医生观察到，在清除了水井壁上的绿霉后，他的一些邻居们患上了严重的腹泻。蒂贝里奥在期刊上发表了他的假说，认为井上的霉可以分泌某种抗细菌的物质，保护了邻居们的肠道健康。清除这些霉可能使人感染水中细菌。然而，弗莱明的观察没有引起波澜，也没有人有兴趣跟进他的直觉，至少在最初是这样（图1）。

第二次世界大战期间，大量伤兵的感染问题亟需解决，这才

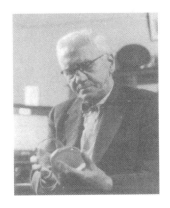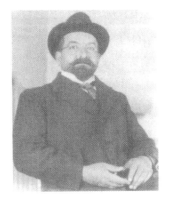

图1　亚历山大·弗莱明（左，维基百科）和
温琴佐·蒂贝里奥（右，维基百科）

促使了盘尼西林的再发现和工业化生产，以及其他抗生素的发现。1945 年，"全球冲突"（译注：指第二次世界大战）也即将落幕，弗莱明在距离首次发现盘尼西林 18 年后，获得了诺贝尔奖，这似乎是意料之中的事情。虽然盘尼西林在 1944 年才进入全科医疗，但在投入使用后短短几个月内，它就已经挽救了数百万人的生命。

迄今为止，由于抗生素而幸免于感染的人不计其数。在这些药物之前的世界是可想而知的：每 1000 个人就有 5 位女性死于分娩，每 9 个人就有 1 个人因为小小的擦伤或者蚊虫叮咬而患上严重的皮肤感染，每 10 个人就有 3 个染上肺炎。即使没有死于这些小病，大多数病人也不会痊愈。耳部感染后，可能会留下耳聋，而咽喉感染后，可能会患上心脏疾病。

您可以问自己一个问题，假使回到前抗生素时代，您会想拔智齿或者切除阑尾吗？更不要说心内直视手术、器官移植或者重症监护了。每一样都是不可想象的。

即使在今天，这些恐怖的场景并非遥不可及，许多常见的细菌已经具有了耐药性。为了理解这种不敏感性是如何产生的，我们可以做一个简单的实验。先培养一些细菌，然后将其暴露于抗生素。除了一小部分耐药性的细胞外，大多数细菌都会死亡。这些幸存者呢？相较大量死亡细菌，存活细菌具有突变基因，能使它们承受抗生素的打击。如果不是微生物魔高一丈，具有某种狡猾的能力，突变本身就只会在单个细菌及其后代中起作用。细菌可以搭建一个临时的生化桥，使相邻两个细菌能够进行交流，将突变的遗传物质传下去。因此，耐药性不仅可以纵向传给"子代"细菌，还能够横向传给"远房亲戚"和"朋友"。

人类和家畜大量使用抗生素，使得许多能够存活于抗生素的菌株被自然选择。因为具有这种优势，这些菌株可以比对抗生素敏感的"表亲"更充分地繁殖，医生和患者手中的药品不再好用。相比于过去，现在人们需要服用更多的抗生素，服用时间也更长，而复发率却增加了。耐药菌非常强大，非常生动地证明了生物物种适应恶劣环境的非凡能力。

我们迫切需要新的抗菌药物。鉴于现在科技的发展，这些药物本应该可以发现，但现实却是几乎没有。由于商业的原因，关于抗生素的研究相对比较少。抗生素价格便宜，治疗迅速且有效（通常一盒就够了），而且会在很短的时间内被淘汰，因为耐药菌株会很快出现。鉴于药物研发的高昂成本，制药公司通常会研发慢性病的治疗药物，因为患者需要终生服用（意味着患者会需要很多盒）。这种做法是非常短视的，因为在一个没有抗生素的世界里，慢性病患者也时刻处于风险当中。但就目前而言，一些公司还是想以这种方式赚钱。

纵然如此，也有一些好消息。2010 年，美国政府为制药业研发新型抗生素提供了经济动力。此后，欧洲国家也开始纷纷效仿。从这些提案可以明显地看出，政府非常关切耐药菌对公共健康的危害。我们希望可以早日看到这些新提案的成果。

缓解症状的药品

和抗生素不同，大多数药物只能治疗症状，并不能彻底祛除病因，因而不能根治疾病。毫无疑问，两百多年的药学研究和几千年的医学研究收效甚微，药剂师和医生的目标毫无疑问是彻底消弭造成疾病的原因和疾病本身。然而，我们也不能轻视仅仅消除疾病症状和并发症的重要性。

胰岛素是一种由胰腺细胞产生、能够调控血糖浓度的蛋白质。若不能产生足量的胰岛素，就会患上糖尿病，这种致命的疾病在世界上出现还不到一百年，但已经十分常见，我们每个人都至少认识一位糖尿病患者。

从动物胰岛素到生物技术合成激素

20 世纪初，糖尿病患者的情况得到了显著改善，这要归功于一位加拿大医生的不屈不挠，他就是弗雷德里克·班廷（Frederick Banting）。与当时很多医生和科学家一样，班廷试图分离出胰岛素。但是，胰岛素是胰腺中的胰岛细胞（朗格汉斯细胞）产生的，要从胰岛中提取这种蛋白质是非常困难的，因为周围其他细胞分泌的胰蛋白酶会迅速分解掉胰岛素。

班廷想到了一种可以避免这一问题的方法。结果证明，阻断所谓的胰管是可行的，胰管是胰腺中的运输通道。只要结扎了胰管，胰蛋白酶的通道就会被阻塞，胰岛细胞便不会受到损伤。

要想做实验测试这种方法，班廷需要一个实验室和一位助手。他利用暑假（即使是暑假，实验室也只是有时候空闲！），在多伦多找到了一位苏格兰裔的生化学家和生理学家约翰·麦克劳德（John Macleod），向他寻求帮助。麦克劳德不仅提供了实验室，并且大方地馈赠了两位助手，他从实验室选了两名年轻人来做班廷的助手，查尔斯·贝斯特（Charles Best）和克拉克·诺布尔（Clark Noble）。

此外，他还提供了十条狗供实验之用。贝斯特和诺布尔通过扔硬币，决定谁放弃暑期。结果是贝斯特留在了实验室，帮助班廷从狗的胰腺中分离胰岛素。

今天，全世界大约有 4.22 亿糖尿病患者，几乎没有一个家庭不受糖尿病的影响，他们的亲人、朋友，实际上是每个人，都应怀有无限的感恩之情。感恩弗雷德里克·班廷的不屈不挠，感恩查尔斯·贝斯特失去的假期。后来，贝斯特和最善良大方的班廷分享了诺贝尔奖和一半的奖金。我们还要感激那十条献出宝贵生命的狗，在这场抗击病魔的斗争中，它们是不知情却非常重要的盟友（图 2）。

现在，我们不再需要牺牲动物来为糖尿病患者提供胰岛素，延长寿命。这要感谢英国生化学家弗雷德里克·桑格（Frederick Sanger），他最早确定了胰岛素的结构，为世界上第一种人工合成激素开辟了道路。

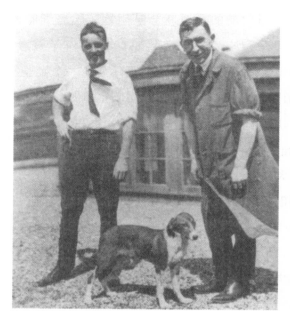

图 2　查尔斯·贝斯特、弗雷德里克·班廷以及为分离胰岛素
献出生命的多位狗英雄之一（多伦多大学医学院）

今天，糖尿病患者使用的胰岛素其实是另一个研究奇迹。胰岛素不再在化工厂中生产，而是在生物微型工厂中进行，或者说是在插入了人类胰岛素基因的细菌或者酵母中进行。这项成就要感谢基因泰克（Genentech）的科学家们。基因泰克成立于 1976年，是最早的生物技术公司之一。他们的产品叫作"重组"胰岛素，是人类和微生物基因重组的产物。

插一句题外话：如果您患有糖尿病，您会因为重组胰岛素是转基因生物（genetically modified organism，GMO）的产物而拒绝使用吗？使微生物合成胰岛素的过程与创造转基因植物的过程是一样的，都需要将一个物种的遗传物质插入到另一个物种。反对转基因食物的人应该对这样的问题加以考虑。

"除了化学，都可以！"

除了胰岛素，还有很多其他药品可以通过缓解症状来预防并发症，降低死亡率。降压药便是范例，它可以控制动脉血压，针对动脉压静脉压分别超过 140/90 mmHg 的人。一般认为，在发达国家，约三分之一的人口患有高血压。自降压药进入临床治疗，中风、梗塞和其他心脏病的死亡率已经降低了 30%~40%。

所谓的血管紧张素转化酶（angiotensin converting enzyme，ACE）抑制剂是高血压最常用的治疗药物之一，ACE 抑制剂可以通过干扰调节体液量的激素类，发挥调节血压的作用。血管紧张素是这类激素中的一种，而 ACE 抑制剂可以影响其活性。

ACE 抑制剂药物的发明者是约翰·范恩爵士（Sir John Vane），他因为发现阿司匹林的作用机理而获得 1982 年的诺贝尔生理学或医学奖，也许这项发现比前一项更为重要，阿司匹林已成为世界上最常用的药品之一。

在我们关注阿司匹林之前，让我们稍稍偏离一下主题，看一下约翰爵士和他出色的药理学同事们。我们通常会觉得这些科学家是超人，和我等普通凡人有着本质的区别。事实上，最出色的科学家也都被烦恼所困扰着，有时也会感到深深的挫折和迷惑。在诺贝尔颁奖典礼上发言时，约翰·范恩讲述了一个很有启发性的故事。他从伯明翰大学化学系毕业时，被问及之后打算做什么，他的回答是："除了化学，都可以。"可见，即使是最优秀的人也有彷徨的时候！重要的是重整旗鼓，继续努力。现在让我们再回到阿司匹林。

柳树的遗产

乙酰水杨酸，商业名为阿司匹林，是一种可以有效解热、镇痛、消炎的药品。阿司匹林的使用已经超过了一个世纪。1897年，就职于德国化学公司拜耳的化学家费利克斯·霍夫曼（Felix Hoffmann）合成出了这种比白柳树皮提取物水杨酸更为耐受的药物，药效相当，但毒性更小。

苏美尔人和古埃及人很早就认识到了白柳树中存在某种特殊的成分，可以治疗发烧，缓解疼痛。柳树中有成千种物质，但柳树的治疗功能要归功于其中的水杨酸盐类物质。能够通过现代科学检验并被人类掌握作用机理的古老疗法可谓寥寥无几，这是其中之一。

1980年，约翰·范恩发现乙酰水杨酸能使环氧化酶（cyclooxygenases，COX）不可逆地失活。环氧化酶是合成前列腺素和血栓素的催化酶，这两类分子分别与发炎和凝血有关。凝血是指血细胞碎片在伤口处形成栓子而止血的过程。这些血细胞碎片称为血小板，它们的凝聚也需要一种叫作血纤蛋白的蛋白质。

乙酰水杨酸从合成到范恩的实验历经80年，在近百年的时间长河里，人们一直在开具解热消炎的处方，却完全不清楚阿司匹林是如何起作用的。

发热是什么？体温升高，超过了 36.5~37.5℃ 的正常值，是最常见的疾病症状。炎症也是经常出现的症状，是机体对危险刺激的反应，比如具有刺激性的物质、微生物引发的感染或者受损细胞的出现。炎症减少了问题，启动愈合的程序。炎症的典型症状是疼痛、发热、皮肤红肿，这些症状有时会更加严重，需要处理。阿司匹林是这样作用的：通过有效地抑制环氧化酶，减少前列腺素的产生，因为前列腺素会增加炎症而加剧病情发展。其他消炎药也可以抑制环氧化酶，例如布洛芬。它们和阿司匹林同属于非甾体类抗炎药（non-steroidal antiinflammatory drugs, NSAID），但不同的是，它们对环氧化酶的抑制是可逆的。

从阿司匹林到阿司匹林咀嚼片

如果我们去问 50 岁以上的人是否每天服用阿司匹林，至少一部分人会告诉您他／她在服用。如果进一步询问，您可能发现他们是在服用一种特殊的阿司匹林，低剂量的乙酰水杨酸，俗称"宝宝阿司匹林（baby aspirin）"或者"阿司匹林肠溶片（aspirin cardio）"。

在过去的 20 年中，阿司匹林一直是预防血栓的日常用药，许多老年人都在服用阿司匹林咀嚼片，所谓血栓是由红细胞、白细胞、血小板和血纤蛋白组成的固体凝块，会阻碍血液循环，而心脑血管血栓会导致永久性损伤。根据《美国预防医学杂志》（*American Journal of Preventive Medicine*）最新的一篇论文，45~75 岁的美国人中，52% 正在规律服用阿司匹林以预防梗塞和中风等疾病。另外，还有 21% 曾经服用阿司匹林。所以，全世界每年消耗阿司匹林大约 1000 亿片也就不足为奇了。

20 世纪 70 年代末，预防动脉血栓药物的研究已经开始，科学家们当时发现，血小板产生的血栓素能促进血液凝结，而血管内皮细胞产生的前列环素则阻碍这一过程。

1982 年前后，两位 30 岁左右的药理学家，罗马天主教大学（Catholic University）的卡洛·帕特罗诺（Carlo Patrono）和田纳西州纳什维尔范德堡大学（Vanderbilt University）的加勒特·菲茨杰拉德（Garret FitzGerald）在各自的实验室里同时证实，低剂量的阿司匹林（75~100mg）可以选择性地抑制血栓素的合成。随后的临床试验结果证明了这种可以预防凝血栓的新的治疗方法，也改变了患有梗塞或中风等的心脏病患者的治疗方案。帕特罗诺和菲茨杰拉德因这一发现而获得了很多奖项，最近的一次是 2013 年获得的勒富隆－德拉朗德奖（Lefoulon-Delalande Prize），这是全世界心血管研究最有声望的奖项。

溶栓药物

心脏病发作或心肌梗塞通常是因为血栓阻塞了动脉，继而阻断了向心脏运输氧气和营养物质的血液通路，所引起的心脏组织坏死，可能导致患者死亡。

　　心脏病发作后，是否可以通过药物干预降低死亡风险？为了回答这个问题，一组意大利的研究员于 1984~1985 年进行了一项临床试验，研究对象为从 172 所医院的冠心病病房里招募到的 12000 名患者。研究选择了链激酶，一种溶解纤维蛋白的药品进行试验，因为当时普遍认为链激酶可以溶解血栓。然而，当时不知道的是，它是否可以在经历过心脏病发作的患者身上起作用。试验结果显示，在第一次心脏病发作后 12 小时内注射链激酶，确实可以降低 20% 的死亡率。2004 年，牛津大学的一位心脏病学专家在《美国心脏杂志》上发表评论，称："……研究成果的秘诀不仅是研究员的创新想法，而且还有医生招募大量患者进行试验的严谨态度……"今天，抗纤维蛋白溶解药已经在全世界的医院中使用，拯救了成千上万的生命。

机缘巧合发现的新药

　　一些伟大的发现并不是精心设计的结果，而是一些与研究对象无关的意外收获。这被称为"机缘巧合"（serendipity），这个概念是英国政治家、作家霍勒斯·沃波尔（Horace Walpole）在 1754 年提出的，意思是偶然做出幸运发现的能力。今天，科学界仍然在使用这个词。它来源于一则古老的波斯寓言：三位斯里兰卡国的王子总是会像沃波尔所说的那样，"意外而敏锐地发现他们并没有在寻找的东西"。

1965 年，美国密歇根州立大学的化学家巴奈特·罗森博格（Barnett Rosenberg）试图研究电流是否影响细菌增殖。为此，他设计了一种烧瓶，将两个铂电极浸入含有正在生长的细菌的溶液中。罗森博格发现，一旦电流被连通，细菌就会停止复制和分裂。但电流停止后，这个效果会持续下来，细菌仍然无法分裂。因此，他得出结论，细菌不是因为电流而停止分裂，而是因为铂与溶液中的盐发生了反应，形成了一种名为顺铂的化合物。顺铂能够破坏细菌的 DNA，从而干扰细菌的正常生长。

随后，罗森博格分离出了溶液中的所有成分，只有顺铂不仅能阻断细菌生长，还能抑制某些肿瘤细胞的增殖。

罗森博格仅仅是幸运吗？无疑，运气确实帮助了他。但他的发现也要归功于他非常优秀的观察力，这与他扎实的化学基础是分不开的，使他能够在观察到意外现象时慧眼识珠。

临床上也有重要的偶然发现。例如，给心脏病患者试验性地使用万艾可（viagra），因为科学家已经发现它可以作用于血管平滑肌组织，进而影响血液流动。原本是要观察万艾可是否可以防止动脉血管闭合，从而避免心脏病发作。实验并没有得到心脏病相关的预期结果，但一些男性患者注意到它引起了意想不到的副作用——阴茎勃起。

按图索骥发现的药品

有一些药品是被偶然发现的，它们的作用机理可能在使用了一个世纪后才被发现。也有一些药品是从一开始就是设计好的，按照某种确定的方式发挥功能。伊马替尼（imatinib）就是其中之一，商业名为格列卫（gleevec）。它可以说是最著名的抗癌药之一。它只能治疗慢性髓细胞白血病（chronic myeloid leukaemia，CML）的症状，但已经改变了这种疾病的历史，慢性髓细胞白血病是一种白细胞增殖失控的疾病。

伊马替尼的故事开始于 1973 年的一个晚上，故事发生在珍妮特·罗利（Janet Rowley）的家中，这位 47 岁的遗传学家和医学博士在芝加哥大学兼职，她的全职工作是抚养四个儿子。在实验室，罗利博士是一位染色体着色的专家。1970 年，她在牛津大学学术休假期间学习了这一技术，通过这一技术，可以用不同的颜色标记 23 对染色体的不同片段，染色体是人体内每个细胞核中存储基因物质的棍状大分子结构。引入该技术之前，要分辨不同的染色体是无法想象的，染色使得不同细胞中的染色体片段能够被精确地区分出来，例如，健康细胞与患病细胞的区别。

某晚，在做好晚饭、收拾好桌子、哄孩子入睡后，罗利博士坐在厨房的桌子前，观察慢性髓细胞白血病患者白细胞染色体着色的显微放大照片。每位患者的 23 对染色体都有一种相同的异常，那就是，第 22 号染色体总是比正常的短一些。早在 20 世纪 50 年代，费城的两位病理学家就发现了这一点，并将这种异常以他们的城市命名（费城染色体）。问题在于，没有人能够理解这条染色体被砍掉的部分去了哪里，除了罗利博士。那天晚上，当她坐在厨房的桌前，观察着色染色体的照片时，赫然发现费城染色体的异常是 22 号染色体尾部和 9 号染色体头部融合（使用遗传学的术语，叫作"易位"）的结果。

　　这是人们第一次认识到染色体异常是肿瘤的成因。罗利博士的发现最初引发了一波怀疑论，随后的一段时间内是人们所谓的"困惑的宽容"，最终成为了一场革命。现在我们知道，包括慢性髓细胞白血病在内的几种癌症都是由于一条染色体上的基因易位到了另一条上。由于她的发现，珍妮特·罗利（图 3）获得了基本上所有可以获得的奖项，除了诺贝尔奖以外。她为什么没接到斯德哥尔摩的电话仍然是一个谜。

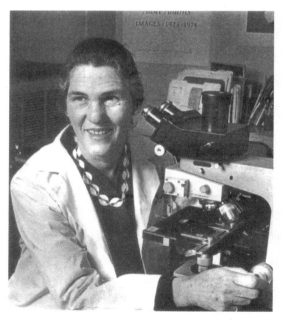

图 3　珍妮特·罗利（芝加哥大学）

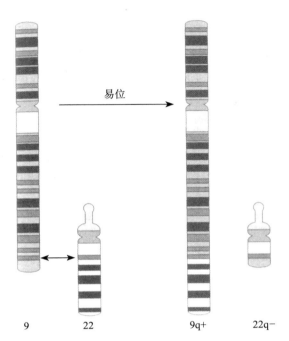

9　　　　22　　　　　　9q+　　　　22q-

图4　9号染色体和22号染色体易位（根据美国国立医学图书馆资料重画）
形成费城染色体，即慢性髓细胞白血病病因

　　让我们回到染色体融合。它是如何引起慢性髓细胞白血病的？哪些基因参与了这个过程？对机理的研究仍在继续。1982年，荷兰科学家团队分离出来了9号染色体上的基因，将其命名为Abl，而美国马里兰的科学家团队发现了它位于22号染色体上的融合伙伴，将其命名为Bcr。但相关证据是由麻省理工学院大卫·巴尔的摩（David Baltimore）实验室在1987年提供的，巴尔的摩是美国生物学家、诺奖获得者。Bcr-Abl基因被插入到小鼠的白细胞中，在注入这种"被加工"的细胞后，小鼠很快患上了一种和人类慢性髓细胞白血病非常相似的白血病。

现在，还需解释的是这种融合的基因如何引起了慢性髓细胞白血病。巴尔的摩实验室发现，Bcr-Abl 基因是一种激酶，是可以通过连接磷酸基团来激活或灭活其他蛋白质的开关。但 Bcr-Abl 不是一种普通的激酶，而是一种非常有活力的蛋白质，可以通过激活其他蛋白，导致细胞不断分裂。

最后，慢性髓细胞白血病不再是一个谜团。简单概括一下：白细胞里两种特定基因的融合产生了一种异常基因，因而产生了一种高度活跃的蛋白质开关。其结果是一部分白细胞不受控的增殖，数量超过了其他所有血细胞，引起了白血病。

揭晓一种肿瘤的生物机制，会带来强烈的智力满足感，但要治愈这种疾病仍需要药物。因此，一旦确定了 Bcr-Abl 激酶的特性，尤其是其分子结构，药学家就立刻展开了工作。

幸运的是，Bcr-Abl 分子含有一个空腔，可以插入一个小分子来阻断蛋白质的功能。两位巴塞尔汽巴—嘉基公司（译注：Ciba-Geigy 制药公司，汽巴—嘉基是由成立于 1758 年的嘉基公司和成立于 1859 年的汽巴公司在 1971 年合并而成，1996 年，汽巴—嘉基和山德士宣布合并，成立诺华集团公司）的生化学家尼克·莱登（Nick Lydon）和亚历克斯·马特（Alex Matter）试图合成一种分子，能在生物体中数百种有用或无害的激酶中选择性地抑制 Bcr-Abl 的分子。

这种实验性的尝试产生了一系列抑制剂药物，需要在患者中进行试验，以确定它们是否能够在没有毒性的情况下阻断疾病。

20 世纪 80 年代末，莱登来到了大西洋对岸的波士顿，丹娜—法伯癌症研究院（Dana-Faber Cancer Institute），这是美国最先进的肿瘤医院之一，有白血病治疗研究的悠久传统。在这里，莱登遇到了一位年轻的血液病学家布莱恩·德鲁克（Brian Druker，图5），正在研究慢性髓细胞白血病这一不治之症的治疗方法。德鲁克向丹娜—法伯癌症研究院提交了与汽巴—嘉基公司合作开展临床试验的申请，检验马特和莱登合成的分子。然而，由于法务原因，这项合作并没有如期开展。1993 年，失意的德鲁克离开了波士顿这家久负盛名的研究院和大西洋西岸，来到了太平洋沿岸俄勒冈州一个单调乏味的临床中心。

与此同时，大多数慢性髓细胞白血病患者仍在死去，唯一的

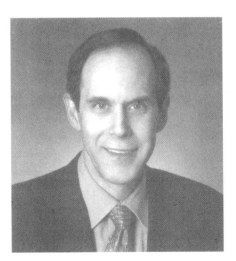

图 5　伊马替尼之父布莱恩·德鲁克，第一种阻断
特定癌症靶点的药物（经布莱恩·德鲁克授权同意）

19

治疗方法是操作复杂、副作用严重的骨髓移植术，会导致严重的并发症，并且只适用于有骨髓配型相合捐献者的患者。

但在俄勒冈，德鲁克并没有放弃，他依然执着于改变患者的命运。他与汽巴—嘉基公司的合作恢复，开始试验他从瑞士获得的分子，先在细胞上试验，然后在患有慢性髓细胞白血病的老鼠身上。结果是令人震惊的。在细胞中和老鼠身上，所有肿瘤细胞都在治疗后几个小时内死亡。德鲁克和莱登在著名的科学期刊《自然医学》（*Nature Medicine*）上发表了他们的结果。治疗慢性髓细胞白血病患者的药物应该是有望了，至少德鲁克博士是这样想的。

但对于他和他的患者来说，找到药物的道路还很漫长。汽巴—嘉基和另一家制药公司山德士合并，成立了诺华公司。如今，诺华已经成长为一家制药业巨头。1993 年，这家工业巨头尚未决定是否要投资数百万瑞士法郎来研究这种经济回报很低的药物。事实上，它只能用于治疗慢性髓细胞白血病，而慢性髓细胞白血病仅占所有白血病的 10%，每年有五千多名患者。但德鲁克没有放弃，在经历了漫长的 5 年后，1998 年，他终于成功说服诺华生产了若干克这种分子，使他能够对 100 名患者进行小规模的初步研究。一半患者服用了这种药物。

结果令人不禁屏住了呼吸！54 名患者接受了治疗，若干天后，53 名患者的白血病症状似乎消失了。事实上，肿瘤细胞仍然存在，但它们不再以疯狂的速度增殖，也就不再如此危险了。这种药使白血病细胞变得无害。

自此，这种名为伊马替尼或格列卫的药物成为费城染色体慢性髓细胞白血病以及其他白血病和淋巴瘤的标准疗法。

伊马替尼抑制了两种染色体融合的致命结果，但两种染色体也无法复原成融合前的状态。不幸的是，目前尚未真正地搞清楚如何通过药物纠正基因损伤。

因此，伊马替尼可以阻断致病机制，但无法修复导致疾病的原因。因此，这种药需要终生服用，同时存在着对心脏的潜在副作用和诱发其他肿瘤的风险。

然而，不服用药物的结果就是死亡。对全世界七万多名慢性髓细胞白血病患者来说，服用药物、接受风险的妥协是一个很容易的决定。由于伊马替尼的出现，白血病已经从一种致命的疾病转变为一种慢性病。

伊马替尼是第一种由科学家掌握致病机理后按照合理和特定方式设计的抗肿瘤药物。在过去的至少 15 年中，药学家们一直在尝试复制伊马替尼的成功，找到治疗其他类型肿瘤的药物。但这并不容易，因为相对于大多数癌症，慢性髓细胞白血病的费城染色体是一种独特而相对简单的异常，绝非常规情况。

即使奇迹般的伊马替尼也有其局限性。例如，它只在十分之九的患者身上有效。而且，即使有效，很多患者也会在服药一段时间后形成抗药性。您可能想问，伊马替尼治疗无效的患者是怎么回事呢？

他们的白血病细胞很可能具有某种生物特性，导致其对伊马替尼不敏感，即使他们所患的疾病是完全一样的。还有一种可能，这些患者的细胞内有突变基因，修饰了 Bcr-Abl 蛋白的空腔，伊马替尼不能插入进去，就像一把锁被换了，旧钥匙也就没用了。实际上，即使是像慢性髓细胞白血病这样最容易理解的疾病，仍然有很多未知性。我们不知道为什么有些患者在服用伊马替尼后毫无反应，甚至在服用药物之前，我们也不能预测伊马替尼在哪些患者身上有用，哪些没用。每个患者都构成了遗传和分子特征的独特组合，这些特征对于另一个患者，甚至是双胞胎来说，都不会是完全一致的。

朝着修复的药品进发？

药品有很多种分类方式。在这一章里，我们描述了几种主要的类型：治愈疾病的药品、缓解症状的药品、偶然发现的药品，以及基于已知的致病机理在寻找治疗方法过程中刻意设计的药品。

迄今为止，大多数新药发现的历史是与阿司匹林更为相似的，而非伊马替尼。药品从自然界中无数种分子中被挑选出来，在药物化学实验室被复制或改良。然后科学家针对各种疾病对其进行检验。如果某些分子有作用并且不会产生无法接受的毒性，则将被应用到临床实践中。只有很少的情况下，人们对这些药品会有基本的认识，包括为什么有效以及如何进行药理活动。

如今，药物学家试图按照伊马替尼的方式来研究分子，以期获得精心设计的药品，治疗我们已经在分子层面充分了解的疾病。药物学家的最低目标是尝试阻断未知疾病造成的损伤。但每位研究员的梦想无疑都是从病根上修复问题，正如与大多数只缓解症状的药品有天壤之别的抗生素。另一个梦想，也许是医生而非药物学家的梦想，是能够在治疗前确定哪些患者可能对某类药品有反应。这种能力可以避免让那些未从药品中获益的患者受到副作用的困扰。

新药研发的山峰已经高耸入云，登顶之路陡峭崎岖。虽然很多高山最终也无法逾越，但有些山峰是可以攀登的，不过只有最有毅力的人才能爬上去。跟随我们的步伐，我们将试图向您展示科学家如何循着想法到药瓶的路径爬上顶峰，或者至少是如何尝试的。

（米卓琳、苏静静译）

第二章　追踪药品

诚然，对于新药研发来说，最先进、最从容的方式莫过于从了解疾病的机制，然后再以此作为靶点。通过对发病机制的了解，有助于在案头即完成药物设计，找到能够干预功能失调分子／生物回路失控的药品。

为避免误解，这里要稍微澄清一点：何为"通路"（circuit）？您将在本书中多次见到这个词，这是一个松散的概念，并没有特定的技术含义。它指的是生化、遗传、新陈代谢或神经通路，通路的紊乱或过度活跃会导致疾病。因此，这类通路是药品的理想靶点。现在，让我们回到药物的理性设计（rational drug design）上。

药物设计在理论上是令人振奋的，因为它是线性的。当它作为一种简单、合乎逻辑且经过深思熟虑的策略出现时，会受到人类理性的青睐。然而，科学中最理想的策略莫过于真正有效的策略。在过去的一个世纪，与所谓的"经验方法"相比，经由理性药物设计所发现的药物几近寥寥。从多种化学品中遴选疗效最强和毒性最小的分子。所谓疗效，是指它解决特定医学问题的能力。在这里，关于其作用机制的问题不太重要。同时，在过去，人们普遍缺乏剖析疾病机制的科学工具。

"理性方法"寥寥无几的成功告诉我们两件事：首先，特别是在生物界，现实总是比想象更复杂，但也更有趣；其次，我们正在经历精准医学的曙光，这意味着我们应该耐心等待，看看它将如何发展。

在本章，我们将了解为什么说追踪新药是一场曲折而艰困的冒险。然而，当有人成功解开谜题，将分子投入早期临床试验时，这种满足感是巨大的，患者绝处逢生的期冀也是飙升的。现在，让我们回到正途，按照原来的逻辑脉络继续向前探索，因为这条路十分漫长，我们不希望您在路上迷失了方向。新药研发的第一步是至少部分了解导致疾病的通路障碍。但是，我们对这样的通路了解多少？准确度又如何呢？

人体：有使用说明书吗？

让我们以乐观的基调开始。直至 20 世纪 70 年代，我们对疾病发生的分子层面知之甚少，但时至今日，我们已经积累了大量的相关知识。这些庞大的数据带来了高涨的激情和斗志，但有些时候，我们要当心不要过于激动。比如说，有些人依然认为，我们的身体是一个非常复杂的机器，对于每一个缺陷，我们都能找到适当的药物和零部件来修复它。

要想知道这种说法在多大程度上是正确的，用漫游车"好奇号"来打比方，也许比较方便理解。漫游车好奇号是人类最复杂的发明之一，自 2012 年以来，这台神奇的机器一直在火星表面进行探测，完成我们无法想象的事情，比如抵达这颗红色星球，借助实验室机器人、摄像机和其他奇怪装置的帮助进行火星探测。

但是，好奇号与人类有着根本的区别。首先，机器人是有使用说明书的，因为它是由人设计，然后一点一点组装起来的。相较起来，我们人类的诞生是完全不同的方式，就好像病毒、细菌、植物与其他动物一样。这就是为什么组成人体"机器"的 30 万亿细胞最初并没有什么计划，而是在地球上大约 40 亿年的生命进化过程中通过反复试错逐步出现的。没有人像组装好奇号一样，用螺母、螺栓、轮子和摄像机来搭建和组装细胞，因此当细胞出现问题时，我们也没有使用说明书来参考。

根本原因在于，我们对人体只有模糊的了解，其功能依然十分神秘。尽管我们的了解在不断加深，尤其是近年来，但我们的"机器"远比人类能够构思和制造的机器更加精致、复杂和高效。只消看一下心脏，这个小引擎每分钟跳动 60~70 次上下，每年每月每时，不眠不休，数十年，对于世界上 316000 位百岁老人而言，甚至超过了一个世纪。这是非凡的能力，人类设计的任何机器都无法实现，而构成每个器官（包括心脏在内）的每一个细胞都拥有这种能力。

细胞：伟大的化学实验室

每个细胞，大小尚不及一粒米的一千分之一，甚至最简单的类型，都在转化、组装或拆卸着无数结构和不同功能的元素，在极小的维度上运转。

将人体和人工机器来类比是不公平的。因为即使在最先进的实验室中，我们只能学习如何以粗略和不精确的方式，模拟每个细胞作为天然微型工厂的能力。

基于储存在细胞核内 DNA 上的遗传信息，细胞每天合成数百万个分子，主要为蛋白质。包含这些信息的单元称为基因。我们知道大约有 24000 组基因，也已经学会了阅读基因的序列，序列的特征在于四种称为含氮碱基的化学字母的不同组合。

基因只占 DNA 的 2%，剩余的 98% 目前被认为是"垃圾"DNA，科学家们似乎往往会鄙夷那些无法理解的东西。今天，我们已经知道，那些所谓的垃圾 DNA 片段在调节细胞生命方面发挥着重要功能。对于这一鲜为人知的生物科学领域，我们的探索才刚刚开始；谁知道呢？它可能会在未来带来一些惊喜呢。

蛋白质是细胞里真正的劳动者：有些像建筑工地的工人，负责建造和加固细胞的基础设施，有些提供所需的能量，有些像开关一样，控制接触、互相作用或者反应的发生。还有一些忙于程序修复、运输、细胞防御和通信。即使如此，我们尚未谈到参与细胞繁殖的蛋白质。

我们对蛋白质的了解尚不如对遗传物质的了解。我们已经知道，人类体内至少有 30 万个这种细胞生命的多面手，但我们仅了解其中大约 6000 个蛋白质的三维形状。我们需要了解蛋白质的构型，而不仅仅是构成它们的氨基酸序列，要设计专门以蛋白质为靶向的药物，这一步是必不可少的。要做到这一点绝非易事，因为要想用 X 光研究蛋白质的三维结构，首先需要将蛋白质结晶，形成晶体。

因此，对于难以捉摸的蛋白质，肯花费数十年时间去研究并取得成功的科学家大多获得了诺贝尔奖。

最常见的药物靶点

简单地说，药物与蛋白质的结合，就好比钥匙与锁眼般严丝合缝。如果说钥匙是某种药物，那么锁就是能够被激活并引起药理反应的蛋白受体。类似的，一些药物与受体结合，使某种反应准备就绪，而另一些则阻断受体，使其失活。前者称为激动剂，后者称为拮抗剂。激动剂和内源性分子（例如激素）竞争结合受体，而拮抗剂和激动剂竞争，限制其结合受体、引发反应的能力。

恰巧的是，细胞中充满了受体，以及能够与之结合的分子。受体与分子间大量的互相作用为设计针对明确受体的特异性药物提供了可能。但受体和分子的性质也产生了很多模糊性问题，比如非特异性结合和后果，这也是副作用的主要来源。

基因和蛋白质的分类

直到 20 世纪 90 年代，科学家还在以极其令人沮丧的速度研究单个基因或蛋白质。如果能在六个月或者一年内破解出一条基因中蕴含的信息，就算是做得很出色了。要搞清楚基因真正的用途，需要花费更多的时间。更不用说了解蛋白质的结构了，如前所述，即使是放在今天，十年也许都不够。可想而知，以如此缓慢的速度，所积累的知识是微不足道、有限且零碎的。

一切似乎在一夜之间发生了变化：辨识基因的技术变得更加强大，更重要的是，已经实现了自动化，从而可以迅速地汇编生物分子的庞大目录。其中最早，也是最著名的当属人类基因组计划，用接近十年的时间完成了人类细胞中所有基因的索引。

这一工作要归功于全世界科学家的通力合作。之后，更加雄心勃勃的"组学"（omics）项目被开展起来，例如构成人体的所有蛋白质（所谓的蛋白质组），所有涉及代谢的分子（代谢组）和所有体脂肪（脂质组）等的编目。

对药理学家来说，最有用的是那些描绘患病机体和健康机体之间差异的组学项目。例如癌症基因组图谱（Cancer Genome Atlas），从 2005~2014 年收集了近 200 种癌症的所有遗传学改变，分析了来自世界各地数十万患者的 DNA。再如美国的脑计划（"推进创新神经技术脑研究计划"Brain Research through Advancing Innovative Neurotechnologies），其目标是绘制出人类大脑中 1000 亿个神经元的所有活动。这项计划的目标是了解阿尔茨海默症、孤独症、精神分裂症和其他脑部疾病患者的大脑变化，人们对这些疾病仍然近乎束手无策。

科学家往往不缺乏想象力，也会紧跟时代潮流。因此，不意外的是，近年来，各种组学项目被启动，试图以一种百科全书史的热忱，罗列出所有的生物学变异，满足人性中对收集的偏好。

虽然大型的组学项目激起了巨大的热情和期望，但必须诚实地说，这样的分子目录并没有揭示各条目的功能。

此外，并非所有的组学项目都有真正明确的目标，有些甚至缺乏有效的技术。因此，一些科学家对这些庞大项目的有效性提出了探索性的问题。

测绘基因、蛋白质或其他分子，能够帮助我们更加理解身体可能出现的问题并找到治疗方法吗？其次，在已编目的数千种分子中，我们如何区分能够导致回路损坏的分子和作为无辜的旁观者偶然出现的分子呢？

研究疾病的分子病因

为了简短地回答这些问题，我们必须转向诊断，这是非常重要的过程，医生必须了解需要治疗的疾病是什么。做出正确的诊断，也就是了解疾病是什么，位于哪里，为什么发生，是治疗疾病前最重要的一步。

直到上个世纪前半叶，诊断仍然基于医生的眼睛所能看到的东西，尽管有时也会辅以放大镜的帮助。

在不到一个世纪之前，我们学会了如何以更加精确的方式做出诊断：从患者身上取出少量组织切片在实验室进行研究。

病理学家通过研究这种切片来做出诊断，最初只能在显微镜下以最小的放大倍数进行观察。随着时间的推移，他们逐渐发现人体组织并不具有无限多的形态，通过某些共同特征，可以把不同病因的疾病组合成疾病群。

病理学家开始借助因血液或组织中存在某种特定蛋白质、脂肪或糖而产生某种着色的试剂，对少量血液或组织进行染色实验。在进行分析的过程中，病理学家变得越来越大胆，因此，如今他们甚至能够识别出仅存在于十几个细胞中的微量特异性分子。

在实验室技术中，生物成像技术已经变得越来越重要，如计算机断层扫描成像（CTI）和核磁共振成像（MRI）。与传统的 X 光成像相比，它们拍摄出的体内照片，细节堪称惊人。

病理学家和放射学家所实现的诊断能力，在很大程度上归功于我们上面已经讨论过的组学知识的增加。因此，我们来回答之前提出的第一个问题：编制基因、蛋白质和其他生物分子的详细目录非常有用，不是因为其本身的应用，而是为了帮助我们理解身体出了什么问题，并找到正确的治疗方法。

每次检查的结果更像是一张照片而非一段影片，因为诊断观察捕捉的是瞬间的状况，即取出样本或射线成像的瞬间。在这一瞬间之前或之后，或者其他地方所出现的状况，都超出了我们的观察范围。因此，这样的检查依赖于检测的准确度和灵敏度，也会提供假阳性或者假阴性的结果。基于以上的原因，我们在很多情况下只能接近了解患者哪里出现了功能障碍，而不能精准了解正常功能如何或为何会受到损害。

诊断创新本身是不完整和不完善的，这仍然在改变着疾病的定义。世界卫生组织（WHO）编写的《国际疾病和相关健康问题分类》（ICD）是最权威的疾病目录。从诞生至今的150年来，这个目录一直在不断修订。

每一次修订、每一个定义都反映了受累部位与疾病性质和病因之间典型的医学折中。

因为知识的累积和新技术的发展，疾病定义的进步，给出了远远优于过去的线索。最重要的是，它们能够让医生对疾病潜在的原因做出思考，并帮助医生想象疾病如何对某种已知的或预期但尚不存在的疗法做出反应。

医生可以辨识出一种疾病在不同患者、不同组织和不同器官中的变化，而科学家拥有从患者体内提取的数千个分子或者患病细胞的列表，虽然他们可能从未见过这位患者的身体。这两个世界追寻的是同一个终极目标，但使用的是不同的语言，两个世界之间只有通过对话才能成功地将研究领域缩小到最有前景的分子上，进一步研发成为新的疗法。

如果没有这样的对话，医生会在缺乏最新分子学观点的情况下进行诊断，而科学家会编目各类分子，但不知道对患者的价值何在。

终于到了回答第二个问题的时候：只有医生和科学家之间开展更为广泛和富有成效的对话，才能将组学得出的数千种分子区分开来，找出哪些分子会真的引发疾病，可以作为新药的靶点，哪些分子只是无辜的旁观者，恰巧出现在那里。

有时，即使是富有成效的对话也无法取得成功，历史为我们提供了大量的例子，很多潜在的靶点最终被证明不适合生产有用的药物。例如，囊性纤维化是一种遗传疾病，会导致肺部和其他器官分泌异常，至少25年前，我们就知道导致该病的突变基因和蛋白质。无论当时的预期有多乐观，即使已经经过了25年孜孜不倦的研究，至今也未找到解决方案。许多其他疾病也是如此，丰满的分子学知识，骨感的前瞻性治疗药物，形成鲜明的对比。新药之路确实崎岖！

这个靶点是可药靶吗？

现在让我们设想一下，医生和科学家已经确定了某种疾病出的问题通路。在这个通路中，有至少一种分子可以作为待发现药物的靶点。我们应该如何设计一种新药，能够打到那里并阻断靶点，或者至少干预其功能障碍呢？

首先，我们需要知道该靶点是否容易受待开发药物的攻击。用药学家的行话来说，有时候可能并不好听，这种类型的靶点叫作"可药"靶。

化学品的筛选

让我们想象一下，我们已经深入研究了某种疾病的分子机制，选取了具有关键作用的可药靶，并确定了未来最适宜的剂型和给药途径。现在，我们唯一需要做的，就是选择一种针对靶点的化合物。

现在，我们有很多种选择。传统且可能是最快的方法是所谓的"筛选"法，即对某种特定化学品集合中大量的化合物进行系统评定，以探索其中哪一种可能是新药设计的起点。

这个想法很简单，但是在实践中，一家制药公司所拥有的某种化合物组合中通常可能会有超过 300 万种的化合物。如何在几天内分析 300 万种化合物？

答案包含在三个词中：小型化、机器人技术、"信息学"。让我们先来看小型化。所有的化合物通常被装在一系列小金属矩形盒子中，大小与明信片差不多。每个盒子中有很多上面有数千个小孔的板，每个孔都有一个很小的试管，里面装着一种化合物。因此，300 万种化合物会被装纳在大约 20 个盒子里，在实验台上也就占几排而已。

现在来看机器人技术（图 1）。这种机械臂和组装汽车所用的机械臂很像，自动完成筛选实验，将盒子从柜子上移动到试验区，然后再放回去。因此，将这数百万种化合物逐一与含有一组细胞或细胞替代物的液体接触，而这组细胞或细胞替代物复制了靶向

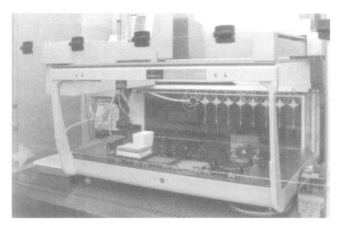

图 1　意大利米兰马里奥·内格里研究所的药物筛选机器人
（经研究所费利切·德切列［Felice de Ceglie］授权）

疾病的某个方面。如果化合物产生了预期的效果，溶液中所含有的一种物质将会释放荧光。

　　这种实验需要数十年的人工劳动，但机器人仅需几个星期就可以完成，这种精确度也只有机器人能达到。

　　要将所有的信息整合在一起，我们还需要信息学。经由适当的计算机程序设定，机器人可以执行筛选任务，当化合物产生预期效果引发荧光时，该程序还可测量荧光的强度。通过这种方式，信息学程序可以实时登记筛选结果。

　　并非所有的化合物类型都是相同的，有些具有相当的特异性。例如，曲贝替定（trabectedin）是一种抗肿瘤化合物，通过筛选一系列海洋化合物而来。曲贝替定是一种能够杀死快速分裂的癌细胞的分子，快速分裂是癌症的标志。

关于曲贝替定，我们再多说几句，其商业名是 Yondelis。它是近期才研发成功推入市场的一种新药，在取得成功之前，经历了药物研发所有曲折历程，其中许多颇值得讲述的故事，堪称药物界的楷模。现在，让我们回到药物筛选。

如果足够幸运，我们可能可以从化学物筛选中找到一种以上有前景的化合物，值得进一步研究。对着这类化合物，科学家称之为"先导化合物"（lead），是一种值得初步试验的原始化学物。如果先导化合物的早期实验结果提示有进一步改善的空间，科学家将会修饰其分子结构，增强或减弱其某种特性。

如果我们已经清楚了先导化合物和药理学靶点的三维结构，我们接下来也许能够在计算机上模拟它们的互相作用。用药理学的术语来说，如果靶点的分子表面有至少一个空腔或者对接点，使得药物可以插入其中，那么这个靶点就是可药靶。反之，如果靶点的分子表面完全是平的，则是不可药靶。

下一步，我们需要明确靶点是否是独特的，是否存在与之高度相似的兄弟姐妹。

生物学相似的分子往往属性也相似，虽然不尽相同。但凡事必有例外。它们是数千年演化的结果，这种演化创造了一种具有储蓄功能的智能循环利用系统。因为 DNA 突变的发生，具有某种功能的现有生物分子可能会形成略微不同的结构，进而发生功能的改变。如果改变后的功能恰巧对机体有用，这种相似却有所差异的分子将通过自然选择保留下来。

所谓的蛋白激酶就是这种相似性变异的范例。这是一种分子阻断剂，能够通过与磷酸基团连接来激活或灭活其他蛋白质。蛋白激酶是病理学家首选的靶点，因为它们的结构上有空腔，药物可以在其中对接，从而使之灭活。我们在第一章介绍的伊马替尼的靶点就是一种蛋白激酶。哎，至少有 500 种激酶具有高度相似性！不足为奇的是，市面上的激酶抑制剂除了可以灭活靶标蛋白外，还可以灭活多种与靶标类似的其他蛋白质，因此导致许多副作用。

生物制剂

有时候，对化学制剂的筛选并不能找到有苗头的先导化合物。然后，人们就会利用已经存在于自然界的分子，走上一条更加冒险、也更加容易发生事故的探药之路。我们在前面提到的胰岛素和青蒿素就是这种类型的药物。

生物制药（或生物制剂）的名字源于生产它们的"工厂"。这些"工厂"可能是微生物、植物或动物的细胞，我们通过 DNA 重组技术将基因片段插入这类细胞中，其中大部分是人类的基因。所谓的"生物"，是为了将这类制剂和人工化学合成的化合物区分开来。

然而，我们也需要知道，从根本上讲，无论是天然的还是合成的，所有的反应和能量转移都基本涉及化学。正如我们之前已经讨论过的，细胞是迄今为止最复杂的化学实验室。没有化学，我们既不会有生物合成药物，也不会有人工合成药物，不会有水和食物，甚至人类自己。

将我们的基因随便插入一个普通的细胞，就会产生复杂和完美的分子，就如同我们身体产生的分子一样。相比之下，即使在最先进的化学公司最好的实验室，合成的化合物也是非常简单粗糙的。

然而，我们无法控制生物过程中的每个细节，因为它是曲折而随机的进化过程中出现的，而不是来自于人类设计的项目中。相比之下，人工合成的化合物具有一种结构，其每个原子都是被定义和控制的。这是因为它们是根据人类设计的步骤完成的。因此，尽管这种化合物远远没有自然物那么复杂，但是我们基本掌握了关于它们的一切，包括如何制造以及纯度如何。

让我们从理论回到实践，以著名的生物制剂促红细胞生成素（Erythropoietin，EPO）为例。促红细胞生成素是一种人体激素，可以刺激红细胞的生长，您可能知道，红细胞负责为机体运输氧气。促红细胞生成素可以为职业自行车运动员提供大量的红细胞，使他们可以快速通过高山发夹弯。它也可以治愈因化疗而失去红细胞的患者。前一种使用是非法且危险的，因为它不受控制，而后一种使用在严格的医疗监督下是合法的，可以挽救生命。

促红细胞生成素是一种由 166 个氨基酸组成的小蛋白质，含有四个糖支链，其数量和组成是可变的，不可预测。

因此，药房里出售的瓶装促红细胞生成素含有一种异质的分子混合物。每种分子都包含相同的 166 个氨基酸，但每个分子的糖支链是不同的。然而，这些糖支链不仅仅是锦上添花。促红细胞生成素的稳定性和活性取决于糖支链，至于每种支链的具体贡

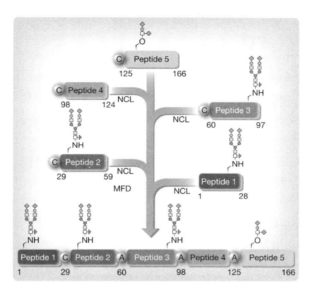

图 2　促红细胞生成素的结构以及其可变糖链
（根据《科学》杂志内容重新绘制）

献尚不可知（图 2）。

　　除了合成必需品以外，糖类不过是可以添加到蛋白质中的物质之一。脂肪等其他化学物也可以附着在蛋白质上，对其性质进行微调。

　　因此，细胞产生的分子复杂性远远超过在化学实验室中得到的分子。人工合成的小型化合物通常不会超过 100 个原子，如乙酰水杨酸是 21 个，而由细胞产生的重组胰岛素是由 788 个原子组成的 52 个分子。更进一步演化的生物制剂甚至可以超过 2 万个原子。

　　细胞对其产物最后的点睛之笔往往最为复杂，这个过程的使用说明书比 DNA 或蛋白质的合成更难以理解和不标准。因此，我们对细胞外生产生物制剂的过程仍然所知甚少。

在没有细胞的情况下设计生物制剂，在实验室重建整个开发和生产的过程，其优点是可以在原子层面控制纯度和含量。但是我们还想强调，为了做到这一点，我们将必须控制和模拟细胞，而这个目标的实现仍然任重道远。

我们会认为生物制剂比化学合成药物作用更加精准，而对其原子层面的纯度和精度睁只眼闭只眼的原因就在于此，因为唯有这样才是可行的。

分子靶向药物

分子靶向药物是现阶段药学界风头正劲的另一种新药。它们是针对体内特定目标而设计的化合物，而不是明显不加选择地攻击器官。例如，所谓的单克隆抗体（monoclonal antibodies）是非常典型的分子靶向药，因为它们能够从众多生物分子中识别出特定的一种。它们也是生物制剂，因为它们是通过利用人体内抗体的产生而获得的。

下面，请跟随我们一起探索单克隆抗体是如何产生的，还请不要因为一些生涩的术语望而却步。我们取一只小鼠，然后将靶向物质注射到小鼠体内，所谓靶向物质就是人体产生的某种小鼠未曾接触过的物质。因此，小鼠体内开始产生针对这种靶向物质的抗体，并迅速在脾脏细胞中累积大量的抗体。这时，我们取小鼠的部分脾脏细胞，并将其混入骨髓瘤细胞中共同培养。我们已经知道，骨髓瘤细胞会产生大量"单抗"（mab，"单克隆抗体"

的缩写）。通过融合小鼠脾脏细胞和骨髓瘤细胞，可以获得一种杂交细胞，能够产生大量针对靶向物质的单抗。这些抗体可能就是我们要找的药物。

曲妥单抗（trastuzumab）是临床上经常使用的一种单克隆抗体药物，商品名为赫塞汀（herceptin）。攻击靶点是部分乳腺癌细胞中一种名叫 Her2 的分子。您可以通过名称后缀中的"单抗"来辨别出基于单克隆抗体的药物。

上述有关生物制剂的讨论也同样适用于单克隆抗体药物。我们在药店里见到的其实是高度相似的单抗混合物。这些单抗全部针对同样的靶点，但装点单抗的糖链彼此之间几乎不会完全相同。一方面，这种类型的药品会非常有效，因为它们是大自然的杰作，我们甚至无法大概模仿其产生路径。另一方面，相比于在实验室合成的药品，它们精度较低，而且合成不太可控。

另一类分子靶向药物是激酶抑制剂（kinase inhibitors），比如我们在第一章中已经讨论过的伊马替尼，以及那些阻断血管生成过程（即血管的构建）的药物，这里只列举两种类型。一般来说，可以通过药品名称后缀是否为 inib（inhibitor 的缩写）来辨别它是否属于这类抑制剂药品。

时尚、广告和一些想法

生物制剂和分子靶向药物就一定比传统制备的药物好吗？如前所述，人们对"有机"（bio，和"生物"是相同的）的热情已经超出了市场的范畴，而医生和患者也没有对这一潮流免俗。因此，制药业用生动形象的广告宣传，激起了人们对时髦的生物制剂的兴趣和好奇，更广泛地来说，对任何科技和高级的物质的兴趣和好奇。然而，这并不意味着生物制剂和分子靶向药物比传统制药更高级，或者说传统药物没有分子靶点。所有药物最终都是以根据有效性和安全性来评判的，而不是单纯根据其来源，它是化学的还是生物的，是否有已知的靶点都不重要。

每种药物都至少有一个分子靶点，无论是最古老的，还是最新近的，否则药物就是无效的！同样地，很多种药物都会复制或者影响某些生物学过程，虽然我们还不甚理解这个过程发生在哪里，是如何发生的。我们之前提到激动剂和拮抗剂的时候，也谈到了这一点。对于某些药物，比如阿司匹林或伊马替尼，我们既知道它的靶点，又知道其作用机制。对于另外一些药物，这两者我们都不知道，但这并不代表这些药物缺乏靶点和作用机制，它们不能以某种特定的方式产生作用。

只有新药具有确切的分子靶点，这种说法是不成立的，而且会误导医生、患者、记者。这种说法对于许多化学合成药有非常好的质量来说是不公正的，这些药品相对于新近发现的许多药品，一直以更加公道的价格发挥着作用。

如何跨过为抵制毒药建立的身体屏障

要设计药物，我们也需要知道它的靶点位于哪里。例如，如果靶点位于大脑中，药品到达那里就会变得异常困难。金贵的大脑灰质被一道无法穿透的屏障保护着，毕竟这里关系着身体各个部位的功能。生殖细胞亦是如此，有关繁衍后代的信息被安全地储存在那里。

到今天，人类得以在历史上存活了 20 万年，拥有超过 70 亿的个体，靠的就是这些强大的保护机制。它不仅保护着大脑和生殖细胞，还保护着其他器官中最精细柔软的部分。屏蔽有害物质和使其失活的能力是最强有力的保护机制。

实际上，随着时间的流逝，进化已经使我们变成了一个堡垒。每条通往最柔弱的器官的道路，都被特异性的屏障保护着，只有带着"通行证"的分子才能入内。

在人类历史上的大部分时间里，嘴是主要的入口，尤其是在注射器和注射路径被发现之前。在进入嘴巴之后，摄入的物质通过胃酸，进入肠道的碱性环境。尽管胃有强大的消化处理机制，一些药物仍然能设法到达肠道，还有一些甚至能够穿越肠壁进入血液。肠壁细胞膜具有特殊的蛋白质泵，即所谓的 P-糖蛋白，它们是称职的"保镖"，差不多可以将每一种不需要的物质排出体外。这些蛋白质是机体抵抗药物的主要组成之一，这并不偶然。第一章中提到了抗生素的耐药性，耐药性往往是由这些泵造成的。

对于那些干扰肠道保镖的分子，经常有名副其实的"拆弹专家"来对付它们，使其溶解，从而随尿液或者粪便排出体外。机体主要的排泄工作是由肾脏完成的，肾脏是机体最主要的垃圾过滤器，以最严格的标准排出所有的废液。然而，某些药物（一般是高分子量的）主要的排出路径是通过肝脏产生的胆汁进入粪便，然后流入肠道。

现在，您已经了解到我们身体的反毒素指挥部如何构成了一个巨大的屏障，而药品必需克服这一屏障，因为对于机体来说，药物是外来的、可能有毒的物质。同样，在人类进化史上，每一种被归为无害的新物质，亦是如此。

毒药还是良药？取决于剂量

"所有的物质都是毒药，因为每一种物质都有有害剂量。剂量决定一种物质是否是'毒药'"，1538 年，瑞士炼金术士帕拉塞尔苏斯（Paracelsus）如是写到，这至今是至理名言（图 3）。

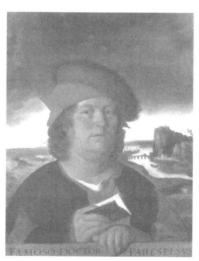

图 3　巴黎卢浮宫收藏的帕拉塞尔苏斯画像

即使是最无害的物质，例如水，一小时内喝几公升也会是有害的。反之亦然，某些植物的成分，可能含有某种有毒的生物碱，以正确的剂量使用也是有治疗作用的。比如，从长春花中提取的生物碱，在治疗剂量下，可能有抗肿瘤的效果（如图 4）。

在自然界，毒素是一种常例而非意外，因为植物、蘑菇或者几乎所有固定在土地上的生物体都不能躲开捕食者的攻击，而毒素赋予了这些生物体巨大的进化优势。无毒的植物或者蘑菇更容易被动物吞食，除非它表面长满了刺或者能够释放驱虫的气味。

在海洋动物中，毒素也很常见，例如附着在石头上的被囊动物。只要有捕食者接近，它们就会将毒素释放到周围的水域。被囊动物产生的毒素之一成为了曲贝替定，前文中我们已经介绍过这种药，在合适剂量下，对肉瘤（即软组织肿瘤和卵巢癌）具有

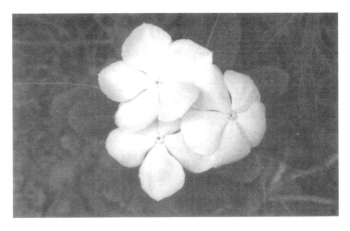

图 4　长春花是一种观赏性植物，原产于马达加斯加。抗肿瘤药物长春碱提取自它。（照片由 Biswarup Ganguly 拍摄，根据知识共享许可协议复制）

一定的治疗效果。

水世界中的毒素比植物和蘑菇中的毒素更有变成药物的可能性，因为它们需要溶解于水中，而产生效果。绝非偶然的是，河豚毒素是世界上最强大的毒素之一，是由河豚产生的。这种致命毒素至今无药可解，尽管《007》这样的虚构故事会暗示我们它是有解药的。

一些药理学家认为，自然界是寻找新药的广阔天地，他们认为，药物随着剂量的变化在有益和有害之间摇摆的特质是惊奇和灵感涌现的源泉。

在进化过程中，形成的自然物质化学结构非常复杂、精致，很难模仿。有些化学家把以最精细的结构重现这种化合物看作一种刺激的智力挑战。

您可能会问，既然自然界就存在如此适宜的物质，我们为什么还要复制它？有时候一种自然物质可能具有疗效，但同时也有毒性。如果能够实验室合成，我们可以去除分子中使物质含有毒性的部分，或者用使这种物质毒性降低的分子特质来替代毒性部分。例如，在水杨酸中加入乙酰基就是这样的。化学结构中微小的调整产生了更有效和更安全的阿司匹林。

用合成产品替代自然物质的另一个原因是自然是不可依赖的工厂。植物的产出往往取决于季节和天气。同样，每个植物产生我们所需的物质的浓度也是不尽相同的。例如，遭到捕食者袭击的植物可能在刺激下比未曾遭受袭击的植物产生更多毒素。

例如，青蒿素的产出就是从自然界转移到了生物科技，以避

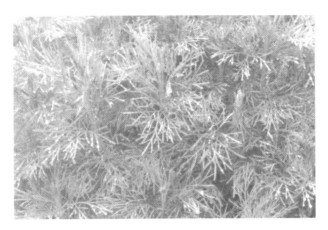

图5　黄花蒿，我们从中提取出了最有效的抗疟药物——青蒿素

（图片取自维基百科，豪尔赫·费雷拉拍摄）

免在产出量和价格上的波动。青蒿素是从一种叫黄花蒿（图5）的灌木中提取出来的，是疟疾最常用的治疗药物。早在公元340年，中国就发现了青蒿素治疗疟疾的功效，但直到1972年，青蒿素的有效成分才从蒿叶中分离出来。

最近，科学家将产生青蒿素必需的基因插入到微生物中。这样，与产量和价格都难以控制的植物工厂相比，青蒿素能够用更加持续、可预测、更经济的方法生产出来。对2亿疟疾患者而言，这无疑是好消息。

还有许多这样自然产物成为了有用的药品，从罂粟中提取出来的生物碱是最有效的镇痛药，但同时也因为被滥用而成为了毒品，例如吗啡和可卡因。从颠茄中获取的莨菪碱，帮助世世代代受晕动病之苦的海员、宇航员减轻了症状。此外，从太平洋紫杉树有毒树皮中提取的紫杉醇，具有抗肿瘤的作用。

给药路径和剂型

要研发一种有效的药物，我们还必须确定它抵达靶点前所需要走的路径。为了达到最优解，我们还需要确定最合适的剂型。

口服是最方便的。对于需要终生每天多次服药的慢性病来说，尤为如此，不论剂型是片剂、滴剂还是糖浆。

相反，静脉注射或者肌肉注射就不太方便了，因为需要有人来注射。但是，对于那些稳定性有限或者对剂量有精确要求的药物来说，则不得不使用这种方法。

皮下给药时，一般在胳膊或者腹部的皮肤下埋一个小小的塑料容器，之后，可以按照预先设定的时间间隔，释放出确定剂量的药物。一般适用于需要规律用药，一定不能忘记服用的药物，比如胰岛素和避孕药。对于糖尿病的控制，有一种非常智能的皮下注射泵，能够接收到血糖浓度监测仪的信息，计算出最合适的胰岛素剂量。这种能够监测血糖浓度，根据实际情况给药的器械，避免了胰岛素的过量使用或者使用不足（图6）。

最后，还可以使用喷雾器完成的呼吸道给药，常用于术前麻醉或者哮喘的治疗药物。

每种给药途径和剂型都有好有坏，因此，如果断然说某一种方式一定比其他的好，是不对的。如何选择给药方式取决于所需治疗的疾病，也取决于药物的性质。例如，口服药物固然非常便

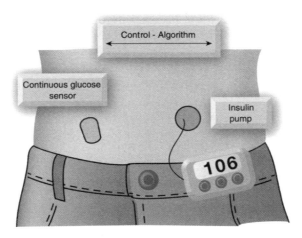

图 6　与血糖监测仪连接的胰岛素皮内注射泵
（从伊利诺伊州大学处重新绘制）

捷，但是它的主要成分必须经过酸性的胃和碱性的肠道。药物分子要想通过这两种电性完全相反的环境，还不发生改变，则必须是中性、非极性的，也就是说，不携带电荷。药物吸收和到达靶点的方式各异，这与肠道屏障和肝脏代谢有关。重要的是，患者在不同个体之间差异很大。口服用药还需要考虑药物的口感，不应该过于难以下咽。

对于必须注射的药品，有效成分必须能够溶于水或者其他和体液特性相近的液体。如果不能，则必须加入提高药物易溶性的物质。例如抗肿瘤药物紫杉醇，水溶性极低。因此有时会和蓖麻油联合用药，紫杉醇可溶于蓖麻油。但是剂量过高时，这种组合也会引发某些副作用。

因此，确定药物的剂型，必须保证有效成分不会分解，能够以合适的速度、合适的剂量到达正确的靶点。

那么现在——我们就有新药了吗？

我们的药品也许是在化学实验室里合成的小分子化合物、自然的产物，或者现代药品研发项目的产品。它也许在某种剂量下是药品，但更高剂量时会变成毒药。它也许会经过胃肠，或者会直接进入血液循环。但这些都不能告诉我们这些药品最后是不是有效和安全。为了了解这些，我们必须开启新的旅程，进行更紧张刺激的探索。在下面两章，我们将看到科学家如何通过早期的实验室研究、动物试验、人体试验，来进行新药实验。

（米卓琳、苏静静译）

第三章　实验室研究

人体何其奇妙。当我们以为已经熟知身体的所有角落和缝隙时，新的韧带却出现了。2013 年，比利时某科学家团队就在膝盖附近发现了一条韧带。人们的反应可想而知："几代矫形外科医生、解剖学家、病理学家、理疗师和运动医生都没有发现这条韧带，这怎么可能?!"毕竟，我们生活在核磁共振和身体透明的时代，难道不是吗？只要不能钻进人体内部去观察，这些都是可能的。毕竟身体内部潮湿黑暗，很难与解剖图册上的那些干净整洁的图像一一对应。

我们并不尽相同，而不知何为

您可以回想一下朋友们的面孔。他们都有着相同的要素：一个鼻子，两只眼睛，一张嘴，两只耳朵，一张脸，再就是发量不等的头发。但是，这些要素和疤痕、疾病以及岁月的痕迹相组合，构成了我们每个人在每个生命阶段所独有的面孔。即使是同卵双胞胎，也概莫能外。因此，一个大的身体部件直到 2013 年才被发现，比如一条韧带，也就不那么让人意外了。而且，这种相似中的不同，对于构成身体的小部件来说，同样适用。

大多数动物有着类似的基因和蛋白质、细胞、组织和器官的架构。毕竟，我们都是共同进化的结果。但许多细节之处有所不同。对疾病而言，细节的差异才是关键。它们决定了疾病的表现以及对医疗干预的不同反应。

对药物潜在作用的研究始于细胞，或者更确切地说，始于分离出的生物体组分；在分离的生物体组分中，可以模拟、至少可以部分模拟我们所研究的疾病，以及我们计划治疗疾病的方式。这是实验室中治疗的第一个阶段，称为"临床前"，因为它先于患者的药物临床试验进行。只有在实验室中的初始测试结果为阳性时，我们才会开展后续的实验步骤。

细胞实验

实验室中的药物测试通常需要将患病细胞暴露于药物。首先从患者的血液样本或活组织检查获得患病细胞；其中活组织检查是指用于帮助诊断的手术切除组织片段。

这些细胞需要在生物体外的塑料瓶中生长，瓶中装有一种称为"培养基"的营养液。并非从患者身上获得的所有细胞都能在这种人工环境下生存。在某些实验中，科学家不得不使用其他细胞，保证这种细胞既与患者的细胞足够相似，又能在培养基中存活。

　　将待测药物加入含有细胞的培养基中，以评估和观察疾病能否消除或者降低到可接受的水平。举个例子，如果我们要评估一种有潜力的抗肿瘤药物，我们希望看到暴露于药物的肿瘤细胞死亡或停止生长。癌症药理学家有点开玩笑地说，如果问他们最喜欢的肿瘤细胞是什么，他们唯一喜欢的肿瘤细胞是死亡的肿瘤细胞。然而，在退行性疾病中，患病细胞比正常情况下死亡更快，因此，如果我们想要测试治疗这些疾病的药物，则需要验证药物是否可以延长这些细胞的寿命。

　　当患病细胞暴露于药物时，细胞可能会停止增殖、死亡或重获能量，这些变化都可以在显微镜下观察到。生化或遗传实验可以测量药物的微小作用，例如某些蛋白质浓度的变化或基因序列的修饰。

　　除了对患病细胞进行实验之外，还需要进行对照实验。在对照实验中，需要把与患病细胞类似的健康细胞暴露于药物。如果这种药物能够特异性地治疗疾病，则对照组的细胞不会表现出任何效果。除了不暴露于药物之外，还需要额外的控制措施，以保证患病和健康细胞在相同条件下进行实验操作。这一做法有助于排除药物以外的实验因素对结果的影响，避免给科学家造成困惑。

　　重要的是，细胞实验的结果仅是指示性的，具有相当大的局限性。在实验室条件下，生长良好的细胞，可能并不能充分代表患病组织中细胞的多样性。而且，在人工和分离的实验室条件下，培养基中的细胞不能像在完整生物体内那样，从其他细胞接受任何可能影响细胞行为的信号。在实验室中生存和繁殖多年的细胞，可能发育出与原组织中细胞完全不同的特征。多年来，美国国家癌症研究所的科学家们从各种癌症患者中提取了 60 个细胞癌系，足以代表绝大多数的人类癌症。不过，这些细胞仅能在很小的程度上反映患者体内肿瘤细胞的多样性，但常被用做新的抗肿瘤药物初始测试时潜在的实验系统。

因此，在细胞实验中，我们可以获得指示性的结果，但我们不能用这一结果预测完整生物体对新药的反应。所以，仍有必要在完整的生物体内开展研究，即所谓的体内实验。这个生物体的患病情况可能与人类患者并不完全相同，但足够相似。此处我们是指动物实验。

为何评估药物必需开展动物实验？

"我叫卡塔里娜，今年 25 岁，我要感谢包括动物实验在内的相关研究。如果没有这些研究，我 9 岁时可能就已夭折。是你们给了我未来。"

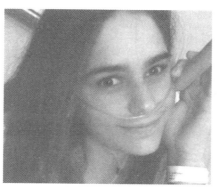

图 1 卡塔里娜·西蒙森（经本人授权使用）

2013 年圣诞节前后，这段文字风靡网络。这段文字是由卡塔里娜·西蒙森（Catarina Simonsen）写的，她是一位患有严重疾病的女孩，是医学研究拯救了她的生命。这些文字一出现在网络上，就立即引爆了激烈的反响，其中不乏威胁和残暴的攻击。

在攻击卡塔里娜的人看来，对动物进行药物实验比人类死亡更不可接受。但是，也有许多人，既不是狂热分子也不是怪物，并不认同动物实验对于证明新药的安全性和有效性是不可或缺的。

对于动物之于新药研究的必要性，有许多理由提供了支持，其中最首要的原因是药物安全性的考虑。

一些药物作用只有在完整的生物体内才能观察到，因为药物可以到达所有器官，并产生影响。在体外实验中，分离细胞里是无法检测到这些作用的。

虽然人类与动物的确在很多方面都有所不同，但我们与很多动物共同走过了很长的一段进化之路，因而我们体内拥有很多共同的分子回路，并保留至今。例如，在不同的哺乳动物之间，细胞在以几乎相同的方式排列组织。更惊人的是，许多组成实际上是可以互换的。用人类蛋白质替换小鼠中对应的蛋白质时，多多少少都能发挥作用。

所以，生物之间有着或亲或疏的关系，分子之间也是如此。凭借这种"分子亲缘关系"，在与我们足够相似的动物身上获得的实验结果，可为我们提供指示作用。例如，可以提示人类和动物对某药的耐受性；药物是否会对心脏或呼吸系统造成伤害；药物是否会引起镇静或刺激作用；或者药物是否能改变激素平衡等。

基于这些原因，动物实验是药理学家最有用的信息来源。根据许多国家的法律要求，在开展新药人体临床试验之前，必须在至少一种动物身上进行实验。这些法律反映了人们，尤其是在西方社会，对医生处方药和医疗监管机构批准药物在安全性方面的需求。

新药安全无副作用，不只是我们的期望，更是一种理所当然的事情。正是由于这些期望，新药必须在实验动物身上开展实验。这类实验受到相关指导方针的严格制约，为保护动物的健康，要把使用量限制在绝对必须的最低水平内。

例如，欧盟要求由共同体资助的项目遵守"3R"规则。3R是指：替换（replacement），即如果存在等效的替代方法，则禁止使用动物；减少（reduction），即尽量减少动物的使用数量；改进（refinement），即确保动物的最佳生活质量，尽量减少痛苦。

研究人员严格遵守这些规则。而且，如果不是法律要求必须首先在动物身上进行测试以保障新药的安全性和有效性，大多研究人员大概很乐意不进行这部分实验。

适用（几乎）所有疾病的模型

研究人员将每个可用于研究疾病或其治疗方法的非人类生物称为"动物模型"。其目标是为了尽可能多地了解疾病本身，从而为治疗奠定基础，并始终注意避免因过早地开展临床试验，而对人体造成伤害，因为这被认为是不符合伦理的。

最常用的实验动物是啮齿动物，例如小鼠和大鼠。它们在遗传特征和许多患病种类方面与人类有许多相似之处。果蝇、蠕虫和鱼等生物常被用于分子回路的研究，因为相比复杂动物，它们更易获得和分析（图2），不过啮齿动物和哺乳动物也可以用于此类研究。

在动物身上研究疾病时，既可令其自发发生也可诱导发生。例如，可以通过使动物暴露于细菌或病毒以复制人类感染性疾病；或者可以利用致癌物质诱发某类肿瘤，如利用烟雾引发动物肺癌；或者可以编辑动物的DNA，因为这种基因编辑最能忠实地复制人类疾病。

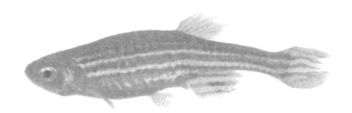

图2　生物医学研究中常用的动物模型斑马鱼（Danio rerio）
（Azul/ 维基百科）

一种专门用于研究潜在抗肿瘤药物的方法叫作肿瘤异种移植物：将从患者身上获取的肿瘤碎片注射到小鼠体内，并阻断小鼠的免疫系统以避免排斥反应，然后给动物服用在研药物。如果移植的肿瘤尺寸减小或消失，并且未接受药物的对照组动物肿瘤不受影响，则说明该药物有积极作用。

但是，肿瘤在动物中的生长情况并不总能反映患者的疾病发生情况。人类和动物在饮食和习惯上的生物学差异是巨大的，这会影响癌症的进展。显然还有许多研究需要探索，以便我们能够在动物身上更精确地模仿人类疾病。即使有这些局限，人肿瘤异种移植物也是一种远好于体外细胞的实验模型，而且是在进入人体实验之前测试新药的迄今为止最好的实验工具之一。在许多非常先进的医院里，肿瘤异种移植物用于帮助患者选择肿瘤最敏感的药物，这一方法目前仍处于试验阶段。

为了真正发挥作用，动物模型需要能够代表一种起源和机制众所周知并且与人类同种疾病相似的疾病。但是，许多疾病十分复杂，难以在动物中建模。以自闭症、精神分裂症或其他神经系统认知障碍为例，我们对其发病原因及如何进展知之甚少。很难设想在缺乏人类语言或表达思维能力的动物中会发生如此复杂的疾病。尽管如此，仍有许多尝试在进行中，以期建立可靠的动物模型，即使不能代表疾病的所有症状，至少也是部分细节。而且即使只有一些疾病因为使用实验药物治疗而在动物体内有所改善，这种药物也可能在人体内改善疾病的治疗情况，谁知道呢。

有毒还是无害?

动物实验最终可能发现，新药对肝脏、肾脏、肠道、血液或其他器官有毒。这些作用可能在人体中有所不同，但如果只在体外细胞中进行研究，绝对不会被观察到。

2000 年的一项调查估计，71% 的动物模型中药物毒性检验结果与在人体中观察到的一致。因此，动物研究对于判断药物是否对人体有毒有很强的指示作用。据我们所知，不存在疗效好且绝对安全的药物，因此，药物安全评估是不可或缺的。

实验室实践和现行法规都规定必须开展药物安全性测试。通过对新药潜在毒性敏感的器官进行细致分析，确定有害剂量，给药后出现毒性作用的时间，以及毒性作用是否可逆或是否累积。

生物体如何改变药物：药代动力学

假如我们知道如何治疗正在研究的疾病，并且拥有一种理想的药物。我们清楚地知道分子回路如何出现混乱，而且已经设计出一种药物，可以完美匹配或者抑制功能失调的分子，体外细胞的研究结果也令人鼓舞。我们希望后续的早期动物研究和人体研究都能顺利进行。好吧，除非……动物的肝脏迅速将药物转化为非活性物质，或肾脏在短短几分钟内就将它排除干净了，迅速到药物来不及发挥作用。或者药物在生物体内停留时间过长，而对身体产生了毒性作用。

药物首先进入血液，然后渗入器官，接着被肝脏改变，从而更易消除。药物消除可以经由胆汁进入粪便，或经由肾脏进入尿液。药代动力学评估的是药物在体内扩散并从中排出所需的时间。药代动力学是药理学的一个分支，主要研究体内药物浓度如何随着时间变化。简单来讲，药代动力学描述了生物体对药物如何作用，药物如何被吸收，扩散到哪个器官，以及如何被转化和消除。

让我们来简单谈谈药物转化，因为它对理解身体和药物之间的相互作用至关重要。物质通过肝脏时，其化学结构都可能发生变化。不仅药物如此，食物也是如此。这种转化过程通常被称为代谢，其目的是使物质更容易通过尿液或粪便消除。有些酶，尤其是肝脏中的酶，能够修饰化学物质，并产生二次产物或代谢物。与母体药物相比，代谢物活性可能或高，或低，或不变；副作用也是如此。

代谢的性质和程度不仅因化合物而异，还因人而异，在动物和人体中也不相同。借助实验室获得的药代动力学曲线，有时可以大略预测药物可能存在的问题，以便研究人员克服或避免在人体中出现。例如，一种药效极强的药物，无论肾脏耐受性多差，都只有在确实有压倒性治疗优势时，才能给肾脏病患者服用。

药物如何改变生物体：药效动力学

除了生物体对化合物的作用外，还可以在动物身上检测药物对生物体的作用，即组织和细胞对药物的反应。这叫作药效动力学。

治疗指数

除了有效性、毒性、药代动力学和药效动力学等一系列研究，科学家又提出了所谓的治疗指数（therapeutic index），衡量的是某种治疗作用于患病组织的活性，与对正常组织产生的不良效果相比。理想情况下，每种有效的药物都应该具有高治疗指数，即高度有效且安全。实际上，达到高治疗指数是很难的，因为患病细胞中的大多数蛋白质在健康细胞中也发挥作用。换句话说，即使具有最佳治疗指数的药物也不是百分之百选择性的，因为它难免会引起一些副作用。

通往人体中的第一项检测：绿灯、红灯还是黄灯？

你可能还记得曲贝替定。曲贝替定最有前景的体外研究结果都来自于海底。它能够杀死美国国家癌症研究所 60 个细胞癌系中的大部分肿瘤细胞，并且在携带人肿瘤异种移植物的小鼠研究中，它根除了许多对常规药物治疗具有耐药性的肿瘤。

但是，在药理学中似乎总有"但是"，小鼠和大鼠的动物研究显示，曲贝替定具有肝毒性，因此欧洲研究小组的美国合作伙伴 NCI 想要立即终止该药物的进一步临床前和临床试验。

不过，美国国家癌症研究所的合作伙伴欧洲研究小组不以为然。该药物的有效性数据是如此令人兴奋，很难完全放弃将它用于人体临床试验中。所以，他们决定单独行动，希望最终能够解决肝毒性的问题。

对曲贝替定进行临床评估，这些肿瘤学家承担了很大的责任。但是，考虑到患者今天使用上了有效的药物，这些责任也算是得到了回报。为了解决肝脏毒性的问题，患者需要首先使用抗炎药物，如地塞米松。

　　这种解决方法是如何发现的呢？曲贝替定引起肝脏问题之前，首先会引发严重的胆管炎，而胆管是消除该药物的重要途径。为了减轻炎症，研究人员尝试给动物使用地塞米松进行预处理。他们发现，接受地塞米松治疗后，动物肝脏对曲贝替定的耐受性更好。后来，大鼠实验的结果在临床试验的患者中也得到证实。如今，世界各地的患者在接受曲贝替定治疗前，都先使用地塞米松预处理。

　　因此，对曲贝替定而言，通往人体临床评估路上的交通灯标志是黄色偏红。这种结果比明确的红色和绿色更常见，并且对于必须做出这些决定的药理学家和医生而言，这会引起伦理问题。他们是否应该出于安全原因停止实验，还是应该继续在人体上开展实验，以试图改善药物的安全性？这种伦理困境强烈地影响着药物从临床前研究阶段到临床试验阶段遇到取消键的可能性。

　　统计数据显示，上千种化合物中，只有一种能够通过细胞和动物实验的临床前检验阶段。

　　这个令人失望的小数字告诉我们，研究人员和制药公司在决定是否在人体实验这种药物时是多么困难。而且，考虑到做出肯定的决定意味着数十亿英镑的投资，这种困难变得更加复杂。

（米卓琳、苏静静译）

第四章　首次出现在人类身上

　　18 世纪中叶，大英帝国正处于鼎盛时期。英国皇家海军的数百艘船只骄傲地航行在全世界的各大洋之间。航船穿梭，开疆拓土，贸易频繁，为乔治二世带回了无数的珍奇异宝。但万事顺遂，不过是美好的愿望。

　　1747 年，詹姆斯·林德（James Lind）是英国皇家海军索尔兹伯里号的海军医疗官，在帮助应对坏血病的第无数次流行，每个船员似乎都难逃坏血病的厄运，在登上船几周之后，水手们就开始消瘦和失血。

　　前后有超过 12000 人深受坏血病之苦，差不多就是皇家海军的所有水兵。他们一旦染上坏血病，立刻战斗力无存，战争无法获胜，即便万贯金银，也无法带回家。这 12000 人甚至还没有把地理或科学勘察的平民计算在内。

　　因此，林德医生决定开展一项试验。他挑选了 12 名生病的水手，把他们按照两人一组，分成 6 组。在试验中，每个水手都必需坚持一种固定的饮食，所有人都是相同的。此外，每个水手都

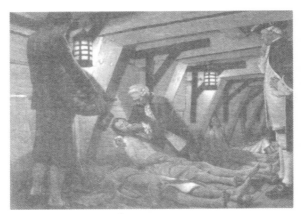

图1　林德医生查看染坏血病水手的治疗情况

（见 James Thom《医史图说》，1960）

服用一种补充剂，每组各不相同。林德医生选择的补充剂是当时人们认为可能治疗坏血病的食物：苹果酒，柠檬，橘子，盐水，醋或大蒜、芥末和辣根的混合物。

　　经过 6 天的治疗，只有摄入了柠檬或橘子的 4 名水手有所改善，所以他们可以继续服役。其他水手一概病情进一步恶化。

第一个临床对照试验

　　距离林德医生的试验大约 40 年后，英国海军决定把柑橘类水果加入所有水手的口粮，这时坏血病从皇家海军的舰船上消失了。这段时间间隔似乎相当长，但创新的实施总是很慢的。而且，今天，从发现某个健康问题可能的解决方案到在病人中实际实施这一方案，至少需要十年，有时甚至要半个世纪。

我们现在知道，坏血病的原因是缺乏抗坏血酸、维生素 C，柑橘和其他新鲜水果和蔬菜中含有大量的维生素 C。在林德试验证明水果和蔬菜必不可少之前，海军食品储藏室里是没有水果和蔬菜的，因为它们很容易腐烂。

林德医生的证据被认为是历史上的第一个临床试验，因为他清晰明了地建立了一套适用于所有临床试验的基本原则。环境是试验的一般条件，需要对所有参与者实施控制，保持条件相同。在林德医生的试验中，饮食是固定的。治疗方法因组而异。在林德的试验中，每一对水手都得到了不同的补充剂。有机体对不同的治疗要么有反应，要么无反应，必须以一种清晰而明确的方式加以解释。

今天，很难得到这样清晰和明确的结果，因为由单一外部因素引起的疾病并不容易查明和控制，不像维生素 C 所导致的坏血病，这在当时是罕见的，大多数这类问题现在已经被研究清楚并得到解决。大多数有待治疗的疾病都比较复杂。它们往往有多个原因，病因可能存在于体外或体内。病因的性质和组合往往因病人而异。病人对药物的反应是多种多样的。所有这些问题都表明，临床试验的结果对医生或药理学家来说，往往是不清楚、模棱两可、晦涩难懂的。

在这一章中，我们将看到现代临床试验是如何启动和开展的。在临床试验中，以前在实验室中研究过的药物被首次用于人类。记住林德试验中确立的一般原则。这些原则，再加上现代医学方法、适当的控制以及社会要求药品生产商保持谨慎和远见，在保护试验志愿者的同时，最终得到安全的产品。

参与者

参加临床试验的人是谁？他们是如何被选择的？在理想条件下，试验对象应该与最终用药人群尽量一致。如果药物显示有效，则将获得监管部门的批准。比如说，如果我们要研究一种治疗骨质疏松症的药物，由于骨质疏松症是一种特发于 60 岁及以上女性的骨病，我们应该将老年女性而不是年轻女性纳入研究。如果我们的目标是研究一种治疗糖尿病的药物，就必须把 20 岁以上的超重男女包括在内，并且大多数人应在 65 岁以上，因为这是糖尿病人群的特征。

在实践中，参与新药临床试验的受试者并不能完全代表人类的差异性和生物多样性。因此，这类研究的结果并不完全适用于现实生活中每一个服药的患者。

如今，大多数新药都是在以年轻人为主的群体中开展试验。与经常使用药物的老年人相比，年轻人往往较少出现健康并发症，接受的治疗也较少。主要是健康的成年男性被招募参加试验。育龄妇女、儿童和 65 岁以上的老年人被认为过于脆弱，因此往往被排除在试验之外。但这种剔除是一把双刃剑，因为药物通常是专门针对这类人群使用的。

鉴于人类预期寿命的延长，目前正在考虑将能够参加试验的志愿者年龄限制推迟 10 年。将 65 岁以上的患者纳入试验是有难度的，因为他们可能存在年龄相关的健康问题（如肾功能受损）、伴发症或需要同时服用其他药物，所有这些都可能将试验复杂化，混淆结果。然而，在现实生活中，大约有一半的药物是用于老年人的，因此，根据新药在老年人体内的表现来评估是很重要的。

儿童只会被纳入儿科药物的试验中，研究的具体安排会根据适当的年龄范围进行调整。大约有一半的儿童药只在成人中进行了评估。但是，儿童并不是"小大人"，并不是仅仅根据体重比例减少药物剂量就足够了。对于专为儿科设计并在儿童身上进行试验的药物，我们必须考虑到这样一个事实，儿童体内负责药物代谢的酶在活性上与成人可能不同，要么高一些，要么低一些。

除了这些适用于所有临床试验的一般标准之外，负责试验研究的医生还必须确定志愿者是否具备某些特征，符合参加试验的资格。他们试图与工作人员一起招募这些人，并将他们纳入研究。这里需要强调的是，参加任何临床试验的人都是严格的志愿者，任何人都不得被强迫参加。这一规定是依照《纽伦堡法典》（Nuremberg Code），这一系列伦理学准则发布于 1947 年，纽伦堡审判了德国第三帝国（译注：希特勒统治下的德国）战犯在集中营虐待囚犯的残忍试验。顺便说一句，这些试验并没有任何医疗价值和科学严谨性。

知情同意

"我叫玛丽·史密斯，在综合医院工作。我们正在这家医院开展 X 病的研究，这是我们国家最常见的疾病。我想邀请您考虑参与这项研究。今天我向你们介绍一些相关信息，供你们参考，以做出最为明智的决定，接受或拒绝我们的邀请。我想强调的是，你们不必今天就做决定。在你做决定之前，请您仔细考虑一下，如果需要更多的信息，也请随时提出来。"

大多数沟通知情同意的对话大概都是以这样的方式开始，志愿者将被告知关于临床试验性质的信息，包括研究目的、负责该研究的医生和医院、采取干预的类型、参与者完全自愿、待研究药物的有关信息，以及其潜在的副作用，剔除志愿者的标准。

在每一项严谨的临床试验中，研究团队会花大量时间进行这些对话，最后志愿者可能会愿意签署所谓的知情同意书（informed consent）。这份文件总结了已有的信息，决定参加这项试验的每个志愿者，都需要在上面签名。

法律严格规定，应以负责任和全面的方式向志愿者提供信息。同样重要的是，要确保志愿者知道如何避免低级错误的发生。

随机、对照、盲法：临床试验的三项基本原则

招募志愿者进入试验后，需要遵循一定的规定来组织研究。这些规定的目的是尽可能减少由志愿者、试验医生和医疗团队心理影响而造成的统计学错误或偏差，尽管这些错误很可能是无意识的。

（1）志愿者被随机分为至少两组或"队"。实验组服用待试验药物，而另一组是对照组，接受某种惰性物质（所谓的安慰剂）

或已有的标准治疗方法。

　　志愿者被随机分配到实验组或对照组，这一过程被称为"随机化"。理想情况下，志愿者应该是通过抽签的方式分配组别。如今，随机化是通过计算机程序进行的，程序会给每个志愿者分配一个随机生成的数字，然后随机分配到某个研究组。

　　如果病人认为其中一种药物比另一种更好，那么他或她就会想要服用更好的药物。这种差异只有在研究结束时才能透露，所以在研究开始时，绝不可以让病人知晓。假如病人已经知晓，那么再将病人随机分为两组，由 A 组接受较好的化合物治疗，B 组接受较差的化合物治疗，将是不道德的，而且最重要的是，这项研究将没有任何意义。临床试验应当在人们不知道哪种治疗方法更好的时候开展。为了避免患者因参与试验而产生的预期，有必要谨慎地向其解释试验目标，以及这两种治疗方法所有已知和确实未知的情况。否则，研究结果可能会被志愿者对两种治疗方法价值的错误认知所混淆。

　　（2）对参与者进行随访时，也应采用相同的对照研究。无论属于哪一组，都要对所有参与者进行相同的检测、医学访视和检查。两组的区别仅在于所用的治疗方法不同，这正是试验所要比较的。

　　（3）如果只有志愿者不知道自己接受的是试验性药物、安慰剂还是标准治疗，这项研究是单盲试验。如果医生和病人都不知道谁接受了哪种治疗，这种研究为双盲试验。如果除了病人和医生之外，分析试验结果的人也不知道志愿者接受了哪种治疗时，这种研究为三盲试验。在这种情况下，只有在结果评估结束时，两组人所接受的治疗才会公布。只有这样，人们才能知道试验药物是否有效。

安慰剂效应和反安慰剂效应

在日常用语中，placebo（安慰剂）多是指无用或多余的东西。在日常生活中，所谓"安慰剂效应"（placebo effect）是指一种颇有点神秘的现象，绝不是毫无作用的。病人在服用药物后，可能会产生积极的反应，不论药物成分如何，只是因为病人充分调动了全身机能来应对疾病。

最常被研究的安慰剂效应多与疼痛有关，在实验室或医院，可以真实、定量地观察到安慰剂效应的存在。这可以用大脑中已知分子的活动来解释，存在或不存在惰性物质时，发生安慰剂效应的可能性是一样的。话语足以引起安慰剂效应！

然而，疼痛等异常情况通常可以自行痊愈，因此有时很难区分我们体内自然发生的演变过程和潜在的安慰剂效应。

在将一种药物与安慰剂进行比较时，可以明确药物是否具有潜在的活性。如果药物的活性和安慰剂相当，则意味着其活性成分并没有产生与惰性物质不同的效果。然而，如果只是将试验药物的活性与安慰剂进行比较，有时是不正确、不合乎伦理的。例如，如果某种疾病已经有治疗药物，那么试验药物的疗效应该用已有的药物来进行比较，给对照组的患者只提供安慰剂是不道德的。

安慰剂效应的反面就是所谓的"反安慰剂效应"（nocebo effect），这种有负面效应并不能归因于药物作用，而是患者对药物副作用的心理想象。有时，关于药物潜在副作用过于详细的信息会刺激反安慰剂效应，导致病人出现自己之前听闻的症状。也许还是不要花太长时间阅读药品说明书上的副作用清单为好！

临床试验四阶段

想象一下，当您走进一家大医院，一项临床试验正在这里开展，一种新药第一次在人体进行试验。

对所有人来说，这都是令人惊心动魄的一刻。对于研究这种药物数十载的研究人员来说，他们终于可以去验证它对人类是否真的有效；对于医生来说，他们一直希望能够为机会渺茫的患者提供新的生机；对于患者和他们的家庭来说，如果这种新药确实有效，它可以挽救或延长父母儿女的生命。

研究过程中的情感投入是巨大的，因此至关重要的是，每个相关人士都必须严格遵守下文所述的人体试验准则，以免对试验和结果分析产生偏倚或不当的影响。

因此，在走进医院之前，让我们先回顾一下与此类研究相关的生产质量管理规范。

首先，不得过早、仓促地得出结论。严谨和极度谨慎是必须的。研究者和医生必须有接受任何结果的思想准备，不管是他们乐见还是不愿见到的结果，都是可能的。研究者需要不偏不倚，必须从新出现的结果中，尽可能多地提取有关疾病和药物特性的信息。药理学家必须对科学始终报以好奇之心！

虽然试验团队的研究人员必须严格客观，保持好奇心，但他们也必须非常谨慎，遵守最基本的原则："首先，不能伤害病人。"这是医学生们刚进入医学院时就学到的誓言。

新药的人体试验可分为四期，其中三期发生在药物获得监管批准之前，一期发生在药物获得监管批准之后，如右表所示。

在本章中，我们将讨论药品批准前的前三个阶段，之后在第七章讨论第四个阶段。

一期临床试验

由于我们要研究的新药从未在人类身上试验过，因此一期试验的目标是评估少量人群用药后的安全性，确定出最佳剂量和最佳的给药方式。

首先是将志愿者分为两个小组，每个小组各有 10 人左右。一组由健康人组成，另一组由病人组成。

若试验药物是潜在的抗肿瘤药物，则两组都是由患者组成的，这是因为抗肿瘤药物的潜在副作用往往造成过高的健康风险，不宜在健康志愿者身上进行评估。若这种潜在的新型抗肿瘤药物所针对的癌症尚无有效的治疗药物，那么参与试验的肿瘤学家需要平衡两个方面。一方面，人们愿意为那些没有合理选择的患者提供治疗机会。然而，另一方面，人们担心会发生严重的毒副作用。

因此，试验总是从很小的患者群体开始，通常只有三个人，他们接受最小剂量的药物，以不会引起毒性反应为目标。

新药人体试验的四个阶段

分期	目标	受试者人数
一期	评估不同剂量药物的安全性	20~80 名健康志愿者（抗癌药物除外）
二期	确定药物在一小部分患者中是否有效和可耐受	100~300 名病人志愿者
三期	看看这种化合物是否在更广泛的患者群体和大多数医院中比标准疗法更有效	1000~10000 名病人志愿者
批准	欧洲药品管理局（EMA）评估临床试验的结果，批准或拒绝该药物的上市。在美国，由食品和药物管理局（FDA）承担这一任务。	批准后，由国家机构确定新药是否可以由相关的国家卫生服务机构报销。

出于安全考虑，每种进入一期临床评估的新药都要先在实验室进行致突变试验（mutagenicity test），以此来证明其是否能引起DNA修饰。最常用的致突变试验是美国细菌学家布鲁斯·艾姆斯（Bruce Ames）在20世纪60年代发明的。艾姆斯试验的原理如下：将可能导致DNA突变的试验化合物（例如糖）添加到含有细菌的培养皿中，如果试验化合物引起一个或多个突变，一些细菌就会重新获得即使没有糖也能生长的能力，因为它们的DNA已经被化合物修改了。因此，在致突变试验中，细菌菌落生长则提示"阳性"结果，这意味着细菌暴露的测试化合物可能导致突变，即它可能具有致突变性（图2）。

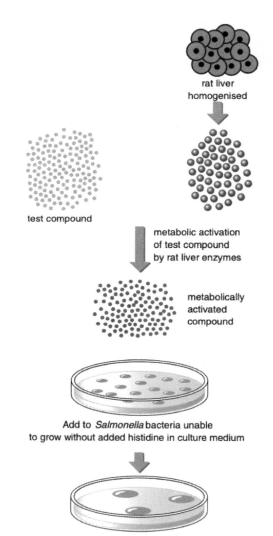

rat liver homogenised

test compound

metabolic activation
of test compound
by rat liver enzymes

metabolically
activated
compound

Add to *Salmonella* bacteria unable
to grow without added histidine in culture medium

Count number of bacterial colonies that have undergone
mutation enabling them to grow without added histidine

图 2　用以评估化合物致突变性的艾姆斯试验
（引自《癌症生物学》，R. Weinberg, *The Biology of Cancer*, Garland Science）

有些化合物本身并不具有诱变作用，但在通过肝脏这个具有显著物质转化能力的器官时，会产生诱变代谢物。因此，在进行艾姆斯试验之前，药物通常要与含有能将药物转化为其代谢物的酶的大鼠肝匀浆一起孵育。

只有在艾姆斯试验或类似试验呈阴性时，该化合物才能进行一期临床试验。

所有用于治疗低中度疾病或儿童、孕妇疾病的新药都应严格遵守这一规定。对于非常严重或无法治愈且缺乏有效治疗方式的疾病，即便这种潜在的新药具有重大的副作用，也是可以接受的。例如抗肿瘤药物，即使确定有效的，也往往具有致突变性。在这种情况下，它们之所以被用于人类的理由是，尽管毒性导致它们耐受性差，但总比必死无疑要好。

低初试剂量

出于安全考虑，人体试用新药的首次剂量一般很低，通常远低于引起按照体重等比计算的动物毒性剂量。

这样低的剂量在药理学上可能是没有活性的。低剂量缺乏效果的风险在于，它可能提示药物不具有活性。因此，如果首次剂量后没有出现严重的不良反应，则按照斐波那契数列逐渐增加剂量。在实践中，随着研究的进展，连续增加的剂量越来越少。例如，如果第一剂剂量是 5（单位为毫克或微克），则第二剂可能是 10，第三剂是 12.5，第四剂是 13.75，以此类推。

每剂用药后，测量血液和尿液中的药物浓度，以了解药物吸收、身体分布和消除的情况。

如果某位志愿者出现了严重的毒性作用，引起问题的剂量为最大耐受剂量。之后，将剂量减少一个梯度，只有减少后的剂量能够被耐受时，它才可能被确定为所谓的推荐剂量。若经过几个治疗周期后仍可耐受，而不仅仅在第一个治疗周期后耐受良好，则这一剂量仍是推荐剂量。

如果观察到严重的毒性作用，无论药物处于临床试验的哪个阶段，考虑到伦理原因，都必须终止试验。指导试验的医生很可能为试验投入了大量的情感，这种情感代入甚至是他们没有意识到的。他们如果是将试验药物视为自己的"孩子"，那么即使出现了最坏的情况，发生了严重的毒性反应，他们恐怕也不舍得放弃试验。为了避免这种复杂情况的出现，由独立的专家小组（专家也从事临床试验分析）来决定是否继续进行试验是非常重要的，这一决定往往是艰难，但不可避免的。

一期试验未必是最后的手段

如前，我们已经指出新药的一期临床试验是为了评估该药物的耐受性，但它也可以提供一些有关疗效的初步指示，考虑到志愿受试者的期望，这是特别重要的。

因此，一些情况下可以在临床评价阶段引入另一个必不可少的参数：所谓的"最小有效剂量"（minimum effective dose），指的是给药时产生治疗效果的最小剂量。要确定药物的最小剂量水平，具有精确靶标的治疗性激素和生物制剂往往比缺乏明确靶标的小分子量药物相对容易。

在部分情况下，可以在一期试验结束时画出初步的药代动力学、药效动力学和毒性曲线。这些曲线图（图3）揭示了某些参数会如何随试验药物剂量的增加而变化，通常并不是线性的。剂量加倍并不一定会造成效果加倍。例如，超过一定剂量后，机体代谢药物的能力会达到饱和，从而使药物失去活性，因此，即使剂量略有增加，也可能导致药物毒性显著增加。治疗效果也是如此。给药后，如果机体内的药物量达到饱和，与其相互作用发挥活性的可用药理学靶向分子的数量时，剂量在超过这个限度后再增加，不会带来疗效的增加。在下面的伊马替尼（格列卫）曲线图中就可以看到这一趋势。

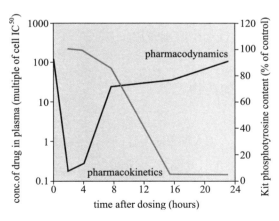

图3　伊马替尼的药代动力学和药效动力学

（引自 R. Weinberg, *The Biology of Cancer*, Garland Science ）

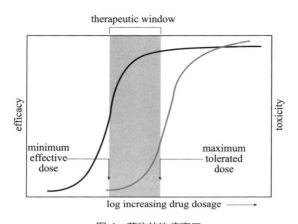

图4　药物的治疗窗口

（引自 R. Weinberg, *The Biology of Cancer*, Garland Science ）

对药代动力学、药效动力学和毒性信息的评价有助于定义所谓的治疗窗口（therapeutic window），即最小有效剂量和最大耐受剂量之间的差额。换句话说，在治疗窗口（图4）描述的药物剂量范围下，药物可以在机体中产生药理学活性浓度，且没有任何副作用或只有可接受的中度副作用。

走向二期：成功的药物

1973年，印第安纳大学兽医专业的一名学生约翰·克莱兰（John Cleland），在一侧睾丸中发现了一个生长快速的结节。急诊手术后，他被诊断为睾丸癌，并且已经转移到肺部和淋巴结，生存率为5%。

劳伦斯·艾因霍恩（Lawrence Einhorn）是一位年轻的肿瘤医生（图5），是克莱兰的主治医师。为了挽救病人的生命，他尝试

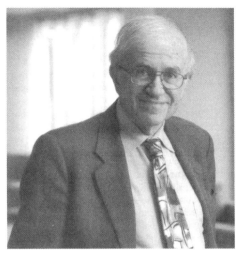

图 5　劳伦斯·艾因霍恩

了所有可能的办法，但是能供他使用的武器非常有限，唯一可行的治疗选择是鸡尾酒疗法，基于以往临床试验的结果，将某些化疗药物混合起来。他知道自己对克莱兰的肿瘤已是束手无策。

由于化疗可怕的副作用，克莱兰的体重下降了三分之一，甚至站立都有困难。艾因霍恩决定尝试一种包括顺铂的联合用药。顺铂被发现对睾丸肿瘤有一定的疗效，也是我们偶然发现的药物之一。您也许对它还有所印象，我们在第一章曾经讨论过。

几近奄奄一息的克莱兰使用了顺铂，它确实阻止了体内肿瘤细胞的生长。仅经过十天的治疗，克莱兰的病情就完全缓解了，转移也神奇地消失了。

然而，顺铂是非常难以耐受的。服用后，患者平均每天呕吐12 次，并会导致肾脏问题。在早期针对若干肿瘤类型的一期临床试验中，因为顺铂严重的毒性反应和零星的治疗效果，差不多所有参与试验的肿瘤医生都想严禁顺铂上架，给它打上了"不成功的抗肿瘤试验药物"的标签。

艾因霍恩从治疗性遗忘中拯救了顺铂。1975年，他报告了20位睾丸癌患者使用顺铂的治疗结果。在那之前，睾丸癌一直被认为是一种残酷的绝症。他用这种新药，改变了一切。

三十多年后的今天，顺铂已成为睾丸癌的标准治疗药物，其中95%的睾丸癌被治愈。它也被用于治疗其他类型的肿瘤，不过结果有点差强人意。在治疗前和治疗期间，通过让患者多饮水和静脉补液，顺铂的肾毒性已经大大降低。虽然它能引起难以忍受的呕吐，但现在可以通过抗恶心的药物来控制。

选择一种新的抗癌药物极为困难，一方面，治疗效果不确定，另一方面，产生严重副作用的可能性高。因此，从顺铂项目中汲取的教训提醒我们，要以乐观、信念和谦虚的态度对待这些考验。对近乎微弱的阳性结果要保持"乐观"；对找到抗副作用的解药要抱有"信念"，而死亡是没有解药的；并且"谦卑"地想象，即使是令人失望的结果也可能遮蔽部分新的治疗机会，即使这些机会往往不能被清楚地看到。

二期试验

新药的二期临床评估有两个目的：了解该药物对疾病是否有如之前临床前研究所假设的疗效；继续监测其安全性。

在实践中，二期试验是这样进行的：最初只招募少量的患者，例如 20 名，刚好满足样本量的要求。虽然健康的志愿者可以参与一期试验，但他们不能参与二期试验，必须是病人志愿者才能参加二期试验。招募的所有患者都须按照推荐剂量服用试验药物或安慰剂。在试验药物组，如果 1~2 位患者出现应答，则招募更多的患者作为志愿者进入试验。因此，二期试验的规模是逐渐扩大的，为了避免大量的受试者从一开始就暴露于试验药物，而造成潜在的毒性反应。

在二期试验中，药物活性应当是容易获得和测量的快速应答。例如，在抗肿瘤药物的试验中，绝大多数病人的肿瘤大小是可以检测的，肿瘤是否缩小了，或至少没有增大。显然，最重要的并非是肿瘤减少就可以了，而是药物在控制疾病和延长患者寿命方面，是否比以前的治疗更有效。要研究这些问题，需要进行更长的、更昂贵的临床试验，即所谓的三期试验。

三期试验

在二期试验结束时，必须认真考虑是否按下"取消"这个命令键，也就说，要决定是继续还是停止临床试验。在这个阶段，需要问自己一个问题：这种药物真的值得进行最终的临床试验吗？

在随后的三期试验中，临床评估的范围要进一步扩大，要招募非常多的患者，通常是数百或数千。目的是在大量的患者身上得到验证一二期试验获得的结果，不论是肯定还是否定。

每一个被招募到三期临床试验的病人都需要随访数年。依然以上面提到的抗肿瘤药物为例，在二期试验中，只需要观察可测量的结果就足够了，比如肿瘤缩小，但在三期试验中，这是不够的。在这一阶段，则希望观察试验药物与当前临床使用的药物相比，能否更好地延长患者的生存期。通常，新药的三期试验是在若干个医疗中心同时进行的，因为这是在不同的环境、由不同的医生、卫生工作者和病人验证二期结果的最佳方法。

三期试验是非常昂贵的，因为试验方必须支付所有受试病人所有的医疗服务费用。相比之下，一期和二期试验的费用简直是微不足道的。由于这个原因，制药公司在开始第三期试验之前会非常谨慎地予以考虑。

当我们在讨论资金时，有必要补充一点，只有一期试验可以申请公共或非盈利研究机构的资助。基于成本和组织要求，开展二期及以上的临床试验，通常需要制药公司的投资和经验。三期临床试验的成本动辄就要几千万英镑以上。

终点

三期试验的目标是根据试验药物疗效指标来定义的，即所谓的"终点"（endpoint）。以"存活期"作为终点的研究是最严格的，因为患者的生命剩余时间是一个明确、不可辩驳的信息。

大多数临床试验的终点性质不太确定，例如无病生存期。这是什么意思？这意味着该药物延缓了疾病的进展，但与当前使用的另一种药物相比，它可能无法提高存活率。

更模糊的是所谓的替代（surrogate）或代理（proxy）终点，例如，它会测定在理论上与存活或无病生存期有关的血液生化参数。这类终点的一个经典例子是他汀类药物，在他汀类的临床试验中，测量血液中的胆固醇含量。他汀类药物是通过限制动脉中脂肪的积累来减少心血管疾病影响的药物。在他汀类药物的临床试验中，最严格的终点是患者的存活率。但问题是，对庞大的患者群进行数年的随访，然后在每一个病人身上都达到真正的终点是非常昂贵的。降低胆固醇水平是一种可以在更低的成本和更短的时间内实现的措施。然而，在这些患者中，替代终点并不总是与更明确的终点相关。在许多情况下，可以降低胆固醇水平，但不会增加生存率。换句话说，测试中的化合物在药理学上是有效的，因为它能降低胆固醇水平，但在治疗上是无效的，因为它不能改变存活率。

因此，我们必须认识到，生化参数无疑是有价值的，因此，在每一个临床试验中，应当认真测定这些参数。但如果作为替代终点的评价指标，它们是粗糙的，有时甚至会误导药物疗效的判断。

更好的药物

每年都有数百种新药获得审批上市，但这并不意味着它们都是真正的新药。新药临床试验的终点应当是找到比现有的标准治疗更好的药物，而不是比它们差的药物。一些提交临床试验的试验药物，只不过是对专利即将到期的旧药进行了轻微修改。在这种情况下，虽然进行了一项昂贵的临床试验，志愿者被不可避免地暴露在潜在的毒性作用下，但其目的并不是提高现有药物的疗效，而只是为了获得一种新的药物分子，业内人士讽刺地称这类分子为"me-too"药物（译注：特指具有自己知识产权的药物，其药效和同类的突破性的药物相当，这种旨在避开专利药物的知识产权的新药研究，有译作拟老药、模仿药等，不同于仿制药）。在很多人看来，这种做法是投机取巧的行为。

然而，人们也可以争辩说，开发新药的目标不仅是获得更好的疗效，还应该包括减少副作用，或改善给药方式，特别是针对慢性病。因此，如果新药服用起来比较不麻烦或更容易，例如一天一次而不是一天三次，即使它们并不优于现有的药物，它们也是一个相当大的医学进步。

"没有人能预测天气……"

许多新药的临床试验显示，新药开发一直被寄予巨大的期望，但与目前使用的药物相比，疗效的改善非常有限。一些病例的存活期只增加了 6 个月，有一些增加了 3 个月，还有一些仅增加了 1 周。

"没有人能预测天气……"，这是理论物理学家斯蒂芬·霍金（Stephen Hawkins）在谈到黑洞问题时的名言。很多暗潮涌动可能表面看上去是波澜不惊的，尤其是在新药试验被大肆炒作、制药公司常常为新药开出天价的今天，一切已是不可同日而语。单是一个疗程的新药恐怕就要花费上万，而传统药物的花费则很少超过两个零，至多三个零而已。

在实践中，许多新药在少数患者中效果相当好，但其他患者服药后却没有作用。有作用的患者正是体内拥有药物起效所必需的特定受体或其他生物分子特征的患者。因此临床试验生存数据代表了两个不同状况的平均数：一部分少数患者具有药物起效适宜的生物化学特征，存活率升高；另一部分是不具有这些特征的多数患者，存活率等于服用既有药物的存活率。

解决临床试验这一困境的办法之一是，在根据药物活性所需的分子标记物是否存在，选择受试小组，再让患者中测试这种药物。我们在第二章已经提及的赫塞汀就是一个例子。这种抗乳腺癌药物只对那些过度表达 Her2 受体的女性有效。赫塞汀用于具有这种生化特征的女性时，药物是有效的，但如果不加区分地给所有 Her2 表达阳性和阴性的女性患者使用，试验中疗效的测量值就会被稀释。换句话说，可以在对患者进行分层时观察新药的疗效，分层后再按照具体的分子特征进行分组。

参与试验的患者太少，则很难达到统计学效度。不过，这个障碍是可以克服的，至少是可以部分克服的，我们将在下一章继续讨论。

（苏静静译）

第五章　绝无确定性，仅有可能性

给不同的人注射相同剂量的药物，然后抽取血液检测血药浓度，此浓度可能相差 10 到 20 倍。

读到这里，您大概会知道这种惊人的差异是由新陈代谢引起的，意思是说，我们每个人体内的代谢过程将以非常不同的速率对我们服用的药剂进行转化。反过来，新陈代谢又受到饮食、同时服用的其他药物、体重等因素的影响。例如，葡萄汁会与一些药物的代谢相互作用，过量的体脂会捕获药物，使药物长期贮积在那里。此外，我们的遗传禀赋也存在差异，这可以解释彼此之间新陈代谢的差异。

除了已知的可疑因素之外，还有许多未知的因素能够影响药物的活性、干扰临床试验的结果。

我们在解释临床试验的结果，甚至在考虑服药的效果时，我们需要牢记一个重要的问题：每个人都是不同的。

例如，如果我们看到一句话"72% 的某病患者服用某种药物后有效"，这句话的意思是，基于一项样本量足够大的临床试验的结果，平均每 10 个患者中，有 7 人服药后有效。描述临床结果所用的百分比是指一种概率，而不是确定性。那么，这十分之七的患者所观察到的效果是一样的吗？还是他们的反应各不相同？这种药物在我的身体内会如何发挥作用呢？

假设有一种药物，每个人对它的反应皆不相同。以我来说，它可能是有或无的效果，在某种情况下，完全有效，或完全无效。也可能是，不管我吃药与否，症状都会好转，因为许多疾病不需要任何干预就自愈了，就像流感。又或者，安慰剂效应可能有一定的作用，我们在第四章曾讨论过。

从事新药研究的医生和药理学家总会遇到这类情况。在这种情况下，确实很难把药物产生的效果完全归之于药物本身，而不考虑其他混杂因素（confounding factor）产生的影响。

所以，对于那些从事新药试验的人来说，错误、失误、可变性和意外都是家常便饭。在本章中，我们将学习统计学如何帮助药理学家避免错误和理解研究结果中的奇怪之处。如果你不喜欢数字，请不要担心。我们不会搬出数学公式或细节，只会讨论原则，浅尝辄止，谨以帮助大家理解问题。

测量误差，在所难免

我们建议您先做一个简单的小实验。用体温计量一下体温。连续测量三到四次，就很容易注意到每次温度测量的微小差异了。如果您量体温时身体是舒适的，测量结果大概会在 36.5℃ 上下。

但每次测量结果完全相同的可能性不大。我们的身体温度本身就在一定范围内波动。此外，在体温测量过程中，您可能引入了影响结果的变量，例如，插温度计的方式，测量时间的长短，或量温度时的细心程度。

评估新药的科学家永远要面对这种可变性。对于每一个观察结果，他们都需要问自己：我所测量到的是药物的真实效果吗？还是一个误差？要是误差的话，是因为我造成的吗？

试验效度足够吗？

要减少误差和可变性的权重，方法之一是多次测量。我们如果是在数千名患者身上试验新药，而不是区区几十或几百名患者，我们或许能对结果的显著性意义更确定，而更能够排除误差和部分罕见变量的效应。

然而，要招募大量的志愿者，并不是一件容易的事情。根据西雅图弗雷德·哈金森研究中心（Fred Hutchinson Research Centre）的一项研究，符合入选条件的患者中，只有3%会接受参与临床研究的邀请，约40%的临床试验是由于无法招募到足够数量的患者而宣告失败。

因此，问题在于一项临床试验最少需要招募多少患者，才能足以证实或否定药物有效的假设？答案取决于我们是希望证明一个大的效果还是一个小的效果。

举一个例子：假设我们想找到一种疫苗来预防一种广泛传播

的疾病，比方说是疟疾。某疫苗在二期试验时表现出强大的有效性，在大约 90% 的患者身上有效。那么在三期试验中，即使只招募相对较少的受试者，也很容易观察到比较明显的效果。

假如说与上述情况相反，试验疫苗在二期试验中仅有 10% 的有效率，那么在三期试验中，我们将需要大量的受试者来证明我们的假设是正确的。

这项研究的效度在于，它拒绝所谓的零假设（null hypothesis），即药物活性无法符合我们的期望。如果忽略了效度分析，研究招募的患者数量过少，则称研究效度不足，简单地说，药物可能有效，但无法被看到。不幸的是，由于三期试验数据不足以进行统计学分析，许多临床试验宣告失败，许多新药无法进入下一个研发阶段和临床应用。

你们可能会问自己，为什么有的药物只有很低的有效率也会让人有兴趣，比如说只有 10%。疟疾就是一个很好的例子。据世界卫生组织估计，2012 年有 2.07 亿感染疟疾病例，62.7 万例死于疟疾。如果一种疫苗或药物只能够将疟疾的患病人数减少 10%，那么也将有 2000 万人受益，这比上海市的居民人数还多！

如果这些概率计算让您想起了赛马下注，那也不是完全错误。在一定程度上，每个假设都是一场赌博，因为没有人拥有神奇水晶球可以预见未来，而且未知因素又是如此之多。但是，药物试验的假设和赌马下注之间有一个关键的区别，前者有一个理性的基础，即有关药物和疾病可靠的信息，这些信息是在人类试验开始之前，经过多年的实验室研究积累而来。而后者是没有理性基础的！

假阴性结果？

想象一下，我们在对一种新药进行二期试验，一定数量的病人注射了这种新药，之后却没有人会好转。那么，我们能否得出结论认为这种药物没有活性呢？不，我们唯一确定敢说的是我们无法检测到任何效果。有可能这种药物的效果太小，以至于无法测量得到，也有可能是一个假阴性结果。

对于这类错误，最重要的解药是确保试验有足够的效度，这意味着要有足够大的患者群参与试验。但还有另一种解释，是给药不足造成的。新药的给药剂量可能太低，治疗时间太短，或者观察期太短。

因此，在这种情况下，有必要去了解究竟是药物真的没有效果，还是一些参数的评价错误或失当，如患者数量、剂量、服药和观察周期。

假阳性结果？

这种情况与上一种恰好相反。一些病人注射了我们的新药之后，可以观察到病情好转。我们如何确定这种效果是药物产生的，而不是安慰剂效应、疾病的自愈和同时服用的其他药物的作用呢？

人类的病理机制有很大的差异化。要知道，临床试验中的病例数与现实世界中的病例总数相比，势必十分有限。因此，临床试验的结果可能是暂时性，难以解释的。

所以，我们面对的可能是假阳性结果。如果我们不假思索地认为药物是有效的，接受了这个结果，那么我们就会拒绝零假设，即使"药物是无效的"这一假设是正确的。

我们不需要卷入复杂的统计学描述，只需要利用一些程序和相关的软件就足以评估混杂因素的影响，从而将这些因素可能造成的误差降到最低。

我们能排除偶然性吗?

在临床试验中，有一个问题是特别难以控制的，那就是：试验结果应该反映两个研究组之间真正的差异，任何差异都不应该是偶然造成的。

举一个例子，在一项新型抗糖尿病药物的临床试验中，我们发现 18.5% 的患者表现出新药活性，而传统治疗（译注：市场上已有的治疗药物）的活性只有 8.3%。我们如何确定这种差异是新药的治疗效果而不是偶然出现的？

让我们用一枚硬币做一个思维实验。我们把它抛向空中 30 次，记下每次正面或反面出现的次数。然后 30 次一组，多次重复这个实验。在大多数情况下，纯概率计算，30 次大概是 15 次正面和 15 次反面，正面或反面实际出现的次数理应与这个数字是接近的。我们可能观察到 13、17、16、14、17、13 等等。但有时也会有偏离正常值的结果，比如说 7 次正面 23 次反面，或者 21 次正面 9 次反面，等等。问题是，与偶然性的结果相比，这种"奇怪"的结果有多频繁呢？这取决于我们如何划分"奇怪"和"不奇怪"。通常，当这种结果出现在少于 5% 的投掷时，会将其视为偏离正常值。

让我们回到新的抗糖尿病药物。我们得按照类似的思路推理一下。如果结果不是偶然的，则偏离正常值（即大多数观测值的次数）的测量值必须少于 5%。只有在这种情况下，才能说我们的结果在 95% 的概率水平上具有显著性。这就好比说我们犯错的几率有 5%，而没有人能说我们所有的结果都在这 5% 之中！

在现实情况中，医学统计需要涉及更复杂的计算才能确定结果的显著性。上面这个经验推理只是让您对如何处理偶然性有一个基本的了解。

因果还是相关？

我们在临床试验中观察到一种效果时，很容易把它归因于新药的作用。然而，这种效果可能是一种偶然的巧合，或者是由所谓的混杂因素导致的。这是一种与任何药效完全无关但会混淆结果的变量。

吸烟和肺癌之间的关联可能就是一个例子。这个例子不涉及任何药物，但可能有助于我们理解混杂因素这个概念。

在第一次世界大战期间，吸烟在士兵和退伍军人中广泛传播，随后，肺癌开始在吸烟人群中流行，而在此之前肺癌还是一种罕见病。不过，在当时除了香烟，还有一些新奇的玩意儿在流行，比如女性紧身裤。不相信吸烟会导致肺癌这一假说的医生可能会开玩笑说，穿紧身裤的比率在与肺癌的发病率同步增加。换句话说，穿女性紧身裤与肺癌之间具有统计学上的相关性，这意味着肺癌的发病率会同步增加，但两者既没有生物学上的相关性，也没有貌似可靠的因果关系。

如果要用相关性来反映因果关系的存在，统计学家们提供了一系列答案必须为肯定的问题。

（1）相关性强吗？是的，吸烟者患癌症的风险至少比不吸烟者高 5~10 倍。相比之下，不论穿还是不穿女性紧身裤，患癌症的风险都很低。

（2）相关性能以系统性的方式重复吗？是的，在任何环境和人群中，吸烟越多，癌症的发病率越高。穿女性紧身裤并没有这样的情况。

（3）相关性具有特异性吗？是的，吸烟与肺癌具有强相关性，肺癌是发生于具体器官、边界清楚的疾病，而烟很容易进入肺脏之中。女性紧身裤一般穿在腿上，如果正确使用的话，不会穿在肺部附近。

（4）相关性是否与时间长短有关？是的，吸烟的年数越多，罹患肺癌的风险越高。穿女性紧身裤的时间长短并没有这种联系。

（5）效果是可以定量的吗？是的，吸香烟的数量越多，吸烟者死于这种疾病的风险越高。患癌症的风险随女性穿紧身裤的件数增加变化不大。

（6）相关性可信吗？是的，因为我们可以假设一种合理的机制，即烟草烟雾中含有的吸入致癌物会在肺部产生恶性变化。关于女性紧身裤，几乎不可能形成类似的假设。

（7）与实验结果是否一致？是的，统计数据与实验室结果是一致的，实验室测量了香烟烟雾对细胞和动物的影响。目前还不清楚是否有人在实验室里测试过女性紧身裤的效果，可能性看来不大。

（8）在同样的情况下，这种相关性是否同样存在？是的，吸烟除了会导致肺癌，还会导致唇癌、喉癌、舌癌和食道癌，所有类似的疾病都发生在与香烟烟雾接触的区域。女性紧身裤则没有类似的效果。

我们尝试着用吸烟和肺癌之间的关系来为大家解释说明因果关系。当我们希望在临床试验中确定所观察到的效果是否可以明确地归因于新药时，我们必须问同样的问题。

罕见病

如果每 10 万人中罹患某种疾病的人数不超过 5 个，那么这种疾病就被界定为罕见病。患者数量稀少，导致新药的临床试验较难获得足够的效度和可靠的结果。另外，要说服制药公司为了只发生在少量病人身上的疾病生产和上市一种药物，也同样困难重重。

这些都是严重的问题，但是一种叫作贝叶斯分析的统计学工具可能是一种解决方案。虽然这种分析非常复杂，囿于本书的篇幅，无法给出详细的解释。但可以这样说，贝叶斯分析能够挖掘临床试验中逐渐析出的证据，并不断修正预设和假设。

促成解决罕见病研究之所以重要，有两个原因。首先，疾病罕见并不意味着患者不常见。目前已知的罕见病至少有7000~8000种，还有更多的罕见疾病有待发现。罹患已知罕见病的患者加起来已是一个天文数字！

第二个原因是我们对罕见病分子层面的原因已有越来越多的理解。对病因的深入了解可以帮助我们厘清一些问题，比如并不罕见的 X 疾病实际上包括 Y 和 Z 两种疾病，而这两种疾病本身都是罕见病。相比把 Y 和 Z 归类为 X 疾病，这些知识最终可能会帮助我们更准确、更有效地治疗患有 Y 和 Z 疾病的患者。

外推可能是危险的！

当我们在小样本患者身上观察到某种效果时，我们可能会推测，同样的效果可能可以在更多的患者身上复制，或者在相似（甚至不完全相同）的条件下，可以在另一项试验中复制。统计学家将这种推测称为"外推法"（extrapolation），它实际上会带来不确定性。只有对大量患者或在不同条件下进行随访试验，才能告诉我们这种外推是否准确。

通过这一章，您大概了解到，在临床试验过程中处理数字时需要非常谨慎。在开头，我们展示了正确的数字如何提高试验效度。在结尾，我们知道用批判和怀疑的眼光来阅读数字，将有助于对结果做出正确的解释。诚然，错误地给出或读取数字会严重损害健康，这一论断反过来依然成立，精心计划和仔细考虑的数字最终可以拯救人类的生命。

（苏静静译）

第六章　批准还是驳回

2013 年，美国某大型制药公司向为新药的使用和商业化开辟道路的权威机构美国食品药品监督管理局（Food and Drug Administration，FDA）提交了一份批准新款安眠药的申请，FDA 是美国为新药使用和商业化开辟道路的权威机构。这款安眠药提交的电子版申请材料有 41G（千兆字节）。相比之下，2013 年维基百科的所有条目总共才 9.2G（千兆字节）。这种新款安眠药的审批材料之多，档案也不例外。新药申请批准时，描述对药品新药有效性和安全性的证明文献内容远超百科全书。

新药的审批过程始于最终获得临床试验，批准的过程始于第三阶段试验的末期结尾。制药公司如果希望在特定国家使其试验药物成功商业化，就需要向该国的监管机构提交一份档案材料，其中不仅要详尽地描述该药物是否安全有效，以及纯度如何在多大程度上是纯的，还要描述其剂型、剂量水平和适应证。

在本章中，我们将看到一种新药是如何获得批准的，为什么申请材料文件必须足够充分，内容要足够充实。为了理解批准审批流程背后的逻辑，我们需要退一步，回到过去，来看世界上评估和批准药物的监管机构是如何产生和建立的。

新药由谁来审批？

20世纪初，许多药品的标签上都声称几乎能包治百病，从癌症到不孕、从结核病到癫痫，以及任何可以想到的"女性不适"。从我们的角度来看，这些承诺显然是荒谬的。此外，药品标签上既不会提及任何副作用，也不会标明任何药物成分，这被认为是产业秘密，就像可口可乐的配方一样。

1905年，美国记者塞缪尔·霍普金斯·亚当斯（Samuel Hopkins Adams）在《科利尔周刊》（Collier's Weekly）上发表了11篇系列文章，揭露了药物标签上的虚假声明，并指出药品中含有的许多成分是危险的。

在亚当斯揭发的丑闻事件一年之后，也就是1906年，美国国会通过了《纯净食品和药品法案》（Pure Food and Drug Act），该法案对食品和药品的纯度做出了规定，禁止销售带有误导性标签的掺假食品和药品，不得对药品成分保密。

不久之后，美国FDA诞生，负责"拨乱反正"，稳定局面。美国FDA立即对市面上所有的食品和药品进行了调查，确定哪些是有疗效、适宜上市销售的，并将其他的一概取缔。

1938年，另一桩丑闻催生了另一项新的法案，即《联邦食品、药品和化妆品法案》（Federal Food Drug and Cosmetic Act）。

磺胺是一种对链球菌有效的抗菌剂，剂型为粉末或片剂。医生希望能有糖浆的剂型。马森吉尔公司（Massengill & Co）的化学家哈罗德·科尔·沃特金斯（Harold Cole Watkins）经过多次尝试，成功将磺胺溶解在二甘醇溶剂中。这种覆盆子味的糖浆被命名为"磺胺酏剂"（Sulphanilamide Elixir），1937 年在全美各大药店分销。但仅仅几个星期之后，陆续出现了一些病人服药后死亡的报告。这种糖浆立即被召回，但 353 名患者已经服用了这种糖浆，已造成 105 人死于肾功能不全。磺胺酏剂的安全性并未得到调查，因为当时的法律还没有要求提供安全性证明。这种药物的名称也是不准确的，所谓"酏剂"，理应含有酒精，而这种命运多舛的糖浆中，并没有一丁点酒精。

磺胺酏剂的灾难带来了可怕的后果。配制这种糖浆的化学家自杀，制药公司被罚款 50 万美元（相当于今天的 800 万美元），以赔偿死者家属。

尽管人们当然希望法律的颁布能在丑闻发生之前，而不是之后，但公司引起的 105 条生命的丧失给后人留下了积极而恒久的"遗产"。1938 年颁布的新法案，授权美国 FDA 要求制药公司提供新药安全性和有效性的有关证据，作为获取商业化授权的条件。

20 世纪，美国 FDA 对药品安全、疗效和纯度制定的相关规定，一直是全世界所有主要药物监管机构的范本。因为美国 FDA 是界定药物控制和监管的先驱，大多数机构依照美国模式形成了自己的组织结构和规则，包括 1995 年成立的欧洲药品管理局

（European Medicines Agency，EMA）。如今，欧洲药品管理局（位于伦敦）是唯一能够审批欧盟国家新药上市的监管机构，其评估过程不得超过 270 天。经欧洲药品管理局批准的药物可以进入所有欧盟国家市场，任何成员国都不得反对。

经欧洲药品管理局批准后，各欧盟国家药品监管机构开始进场。如英国的药品和保健品管理局（Medicines and Healthcare Products Regulatory Agency，MHRA）、德国的联邦药物与医疗器械所（Bundesinstitut für Arzneimittel und Medizinprodukte，BfArM）、法国的国家药品和健康产品安全局（Agence Nationale de Securite du Medicament et des Produits de Sante，ANSM）、中国的食品药品监督管理局（China Food and Drug Administration，CFDA）、日本的药品和医疗器械管理局（Pharmaceuticals and Medical Devices Agency）。对于欧洲药品管理局核准的新药，各欧盟成员国须批准其在本国上市，并对是否纳入本国医保支付给出建议。

国家监管机构的第一项任务不过是一种官僚形式主义，诚如我刚刚提到的，欧盟成员国只得批准欧洲药品管理局核准的新药上市。但其第二项任务则相当棘手，因为经济学核算与伦理学的考虑很可能是不一致的。

这项任务需要衡量新药疗效和成本之间的关系。例如，如果一种药物活性很弱且价格昂贵，那么药品监管机构的决定可能是拒绝将这种药品的治疗纳入医保。国家卫生服务资源是有限的，势必要设定优先事项。

就整个社区而言，基本目标是双重的：向有需要的公民提供尽可能多的有效治疗，同时保证全民覆盖的卫生体系（比如欧洲大多数国家的卫生体制）具有经济可行性。当把单个个体纳入考虑时，看法可能会有所变化。罕见病的患者是否应该因为优先级别较低，而不得不全额支付药物的费用呢？而常见病的患者则因为比较重要，就可以获得免费的药品呢？那么，如果药物带来的仅仅是少数人多活一天，这有什么价值呢？也许卫生经济学家有这些问题的答案。但我们没有。

驳回的故事

美国 FDA 大楼办公室外的走廊是个特殊的存在，制药公司的代表们在这里与 FDA 的工作人员讨论新药获批的可能性，未获 FDA 批准的有毒化合物样本也陈设在这里，这代表着 FDA 引以为傲的成就。这些药因其可怕的毒副作用而被"载入史册"，对于提交新药审批申请的人来说，它们是一个个最沉痛的教训：安全性甚至比疗效更重要。

在这个让人汗毛倒立的"毒药"阵容里，沙利度胺堪称"个中翘楚"。1956 年，沙利度胺进入欧洲市场，最初是作为一种抗流感药物，之后作为一种镇静剂和孕妇的止吐药物。1958 年，沙利度胺在英国获得批准，1961 年，它已经畅销于二十多个欧洲和非洲国家。

1960 年，生产沙利度胺的制药公司向美国 FDA 提交了在美国上市的申请。应美国 FDA 要求，对沙利度胺组织了临床试验，共组织大约两万名患者服用了 250 万片沙利度胺。美国 FDA 了解到，在这次试验中，17 个患者的孩子出生时患有严重的肢体畸形。FDA 的药理学家弗朗西丝·凯尔西（Frances Kelsey）在对沙利度胺的申请进行评估后，建议不予批准。她英雄般的决断，使她后来受到肯尼迪总统的表彰。

美国之外的其他国家，沙利度胺被广泛地应用，截至 1961 年沙利度胺从市场召回，已造成超过一万名"海豹肢"畸形的儿童出生。

臭名昭著的沙利度胺丑闻，催生了有效的新规定。药物监管部门将注意力转向致畸作用，即某些化学物质干扰胚胎发育的能力。自 20 世纪 60 年代起，法律已经明确规定，必须根据新药对胎儿发育的潜在影响进行评估，应该在与人类妊娠相当的动物身上进行实验。

20 世纪 90 年代，沙利度胺经历了意想不到的复兴，因为它对某些类型的肿瘤具有显著疗效，特别是多发性骨髓瘤。这也证明：毒药也可能是解药，这取决于剂量、疾病和接受治疗的个人。

哪些标准对于药物审批是重要的？

质量、安全性和疗效是新药获得批准的三个关键词。让我们从质量开始说起，我们之前还从未提到过质量问题。如果药物的成分能够基本保持不变，如果在某一时间段内药物成分是稳定的（该时间段即有效期），且可以被机体吸收，则该药质量良好。

对于安全性和疗效，我们已经谈了很多，您大概对它们的含义已经有了较好的理解。不过，让我们再简单地回顾一下。如果药物的副作用是已知的，并在可被允许的范围内，那么它就是安全的。如果一种药物对某种健康问题的治疗具有一定的效果，那么它就是有疗效的。

有充分的理由表明，并不是所有的药物的核准或驳回，都可以用同样的标准来判断。例如，针对轻症开发的药物，其副作用是不可接受的，因为副作用带来的损害可能比疾病本身还大。针对儿童和育龄妇女的药物必须具有极高的耐受性，因为对于还有大把青春年华的年轻人，或将来会孕育新生命的女性来说，毒性的产生是不可被接受的。

病情越严重，人们就越能接受较高的毒副作用。因为两害相权取其轻，和死亡比起来，令人不快的副作用肯定是可以接受的了。

质量管理规范

您可能对新药审批时提交药物监管机构的资料有多厚记忆犹新。这份文档中，相当一部分是要证明新药的各项研究严格遵守了药监部门所要求的国际标准。

例如，《药物临床试验质量管理规范》（good clinical practice，GCP）对如何设计、登记和描述人体试验制定了一系列准则，以保护患者免受低质量临床试验的伤害，保障他们的福祉以及个人信息的保密性。类似的，还有《药物实验室管理规范》（good laboratory practices，GLP）和《药物生产质量管理规范》（good manufacturing practices，GMP）。它们制定了有据可查、可验证和可重复的规程，为确保药物的安全性、有效性，明确规定了开展药物试验和药物生产的职责。

这些管理规范背后的原则响应了老百姓的期望，他们要求所购买的任何产品都要有最高的安全性、完全的透明度和最佳的信心，特别是药品。

各项质量管理规范使临床试验变得漫长、复杂和昂贵。但更重要的是，它们也开启了一系列的伦理学困境。我们以阿霉素（doxorubicin）为例，它可以说是迄今为止最有效的抗肿瘤药物之一。尽管它会对心脏有严重的副作用，但已经挽救了数百万人的生命，并且在五十多年后的今天仍然是临床常用药。

许多药理学家就认为，如果阿霉素是在今天申请审批，可能并不能达到现在对药品安全性的规定。其他许多药也是如此，它们是在法规限制比较少的时候获得批准的。

现在，这种情况产生了问题。安全性的高门槛是否一定对患者有利？对安全性的担忧是否会导致尚无有效药物的疾病失去批准有效药物的机会？这些问题属于伦理层面，而非科学层面，我们没有答案。我们对此有些许的怀疑和担忧，但要找到妥当的解决办法，还是得交由社会来处理。

新药必须是创新药吗？

如本书开头所述，一间药店一般约有 14000 种药品在架。但并非每一种药品都是独一无二的。其中许多药的适应证是相同的，是为了解决相同的医学问题。因此，现行法规不能也不要求新药必须是创新并且优于旧药的。制药业经常会申请批准那些看似新颖但实际上是"重新包装"（restyled）或"me-too"的药物，我们在第四章结尾处已经谈过这一问题。

为了保证更好的疗效确凿可信，有必要进行比较研究，让试验组的志愿者接受新的化合物 A，对照组的志愿者服用药物 B，B 是目前正在使用的一种药物。这是唯一能够证明一种药物是否优于另一种药物的方法。但不幸的是，法律并没有要求必须经过这样的试验。

透明度：亟待改进

如前所述，新药要获得批准需要提交一份百科全书式的文件资料。那么，这份文件中包含的信息有多少是向公众开放查阅的呢？在美国，如果 FDA 对请求查阅档案的目的进行评估并认定为合理，则可以允许查阅新药的档案。新药档案在欧洲被视为机密文件，目的是保护制药公司免受竞争对手抄袭。

负责药品监管的公共机构经常被夹在几个利益冲突很大的组织中间，这丝毫不令人意外。首先是制药公司及其股东，他们一心要保护产业机密、公司利润和自己的员工。然后是医生，他们想知道他们给病人开的处方究竟是什么。还有就是国家卫生服务机构，他们必须掌握有关药品的所有信息，毕竟他们要承担药品的报销费用。最后但并非是最不重要的——患者，他们经常会对药品监管机构施加相当大的压力，要求新的潜在药物的临床试验能够进展顺利。因此，监管机构要求获得完全正确和全面的信息无疑是合理的，而且确实很重要。

这类公众高度敏感的议题，要对其进行仲裁并不容易。在欧洲，部分参与新药研发的医学科学家认为，欧洲药品管理局应该将实验性临床数据向普通公众开放获取，至少有关疗效和安全性的数据可以公开，这并不涉及要公司泄露敏感信息，比如新药的生产方法。这些科学家主张进行彻底的改革，应当强制公开所有已获授权的新药临床试验结果，包括负面结果的数据。但是要做到这一点，还需要一项新的法律。

由英国流行病学家本·戈尔达克尔（Ben Goldacre）等人牵头了一项名为"所有试验"（All Trials）运动（译注：牛津大学的戈尔达克尔教授开展的这项研究初衷，是为了促进临床数据共享，2013 年，他曾与研究合作者共同发起了"All Trials"运动），正是这一主张的先锋，但也被许多人认为过于激进，很难取得成功。公开发布所有临床数据可能是一个不可能的任务。尽管如此，保证严格和全面的透明度可以让一些制药公司避免很多尴尬。

未发表的研究和抑郁症的治疗

有时，缺乏透明度会令人没有安全感。药物被宣传为具有巨大的功效，然而实际上，当完整的各项试验文件被授权开放查阅时，就发现有些阴性结果的试验未曾公开，它们的有效性不过是比安慰剂稍高一点而已。

这种情况真实地发生过。所谓的选择性 5- 羟色胺再摄取抑制剂（selective serotonin reuptake inhibitors, SSRI）就是一例。这是世界上最常开的抗抑郁药物之一，您对这个学名可能闻所未闻，但您大概听说过百忧解，百忧解就是这类药物中最有名的商品名。百忧解的有效成分是氟西汀，已有超过 25 年的历史。在西方世界，每十个人中就有一个拿到过氟西汀处方，或其他化学相关抗抑郁药的处方。

这些药是如何起效的呢？几十年来，人们一直相信是因为它们增加了大脑中 5- 羟色胺（译注：又名血清素）的浓度。5- 羟色胺是一种神经递质，能够刺激某些调控情绪波动的神经元活性。今天，我们知道这个解释是相当不充分的，因为在服药后起效的个体中，可以观察到另一种主要的药物作用，大脑中形成了新的神经元。

我们对这种药物准确的作用机理了解抑或不了解，未必是个问题。在前文中已经提及，我们对其他许多药物的作用机理也并不甚了解，那么，对于这样一种作用于（可以说是所有人类器官中最难以研究的）大脑的药物，不那么了解当然也可以理解。

然而，令人担忧的是，选择性 5- 羟色胺再摄取抑制剂治疗有效的患者比例很少，只有极重度抑郁症患者中的 20%~25% 有效。在其他所有抑郁症患者中，选择性 5- 羟色胺再摄取抑制剂的疗效与安慰剂几乎是一样的。要知道，数以百万计的人可能会采取选择性 5- 羟色胺再摄取抑制剂来对抗严重的悲痛、失业、离婚或其他的突发生活事件，而这些都是无需治疗就会康复的。

将百忧解和其他选择性 5- 羟色胺再摄取抑制剂商品化的制药公司从一开始就知道它们的疗效有限。但是，它们将这些临床试验数据严格保密，而法律确实允许它们这么做。

多亏了英国、加拿大和美国的多位精神病学家，这一丑闻才得以曝光。他们被授权查阅了美国食品药品管理局保管的文件，并对这些药物的所有临床试验结果进行了分析。2005 年，他们将研究发现发表在了《英国医学杂志》（*British Medical Journal*）上，这类抗抑郁药和安慰剂在疗效上的差异事实上是可以忽略不计的。在这种情形下，大规模使用这些药物显然是不合理的，尤其是考虑到长期服用这些抗抑郁药物可能会带来累积的严重的副作用。

由于药物处方的开具远超过说明书上所列的适应证，导致药物的处方量又被进一步膨胀。其背后的问题就是所谓的"标签外药物使用"（off-label drug use）。其他药物也涉及这一问题，我们将在第七章中予以讨论。在抗抑郁药物的使用中，尤其如此，因为抑郁症常被误诊为其他疾病。这类疾病应该以其他的方式来诊断和治疗，而不是按照处方来界定，何况这些药物的评估和审批是以治疗其他疾病为目标。

专利：品牌药与仿制药

在大多数所谓的发达国家，每一种被批准医疗使用的新药都受到专利保护。专利确定了谁在一定时间内拥有某项发明的知识产权，从而对由此产生的所有利润拥有专有权。专利的目的是使那些投入了大量创造力、精力和财力的发明者获得相匹配的投资回报。

　　每一种受专利保护的药品至少有三个名称。以某知名退热止痛药为例，它在英国叫作帕那多（panadol），在美国叫作泰诺（tylenol）。帕那多和泰诺是它的商品名，扑热息痛是其有效成分的通用名，而 N-乙酰对氨基苯酚或 N-（4-羟苯基）乙酰胺（简称"对乙酰氨基酚"）是化学名。除了化学家以外，要记住这一长串的药名恐怕都很难。

仿制药值得信赖吗？

　　药品的专利有效期一般为 20 年。自药品专利期满之日起，其知识产权将不再受专利保护，任何公司都可以生产和销售这种药物。这类药品往往都会用通用名，例如扑热息痛，而不再用品牌名称。而品牌名的所有权，例如帕那多，依然属于最初的药品专利所有权公司。

　　因此，专利过期的药被称为"仿制药"（generics）。仿制药实在不是一个特别好的名字，因为"仿制"这个词，总给人一种品质低下的感觉。它意味着"廉价"，毕竟在我们固有的观念中，贱钱总是没好货。当面对着关乎身家性命的药品时，似乎尤其如此。

　　然而，仿制药和专利药从整体上讲是一样的。根据法律规定，它们理应剂量相同，活性成分相同，作用相同，而成本至少比专利药低 20%。品牌药将近十年的销售和使用为仿制药的安全性和疗效提供了证明。20 世纪 80 年代，美国出台法律开放了仿制药的生产。

2012 年，美国 84% 的处方是仿制药，2011 年，使用仿制药代替专利药所节省的费用是 1930 亿美元，堪称天文数字！

在大多数欧洲国家，药剂师销售仿制药的定价必须低于专利药，这无疑为国家卫生系统节省了大量的资金。

尽管仿制药有着出色的履历，但它们的声誉却仍是褒贬不一。2007 年，波士顿布里格姆女子医院（Brigham and Women's Hospital）的研究人员对一千多名患者进行了一项民意调查，以了解他们对仿制药的看法。大多数受访者同意仿制药比专利药更有优势，低于 10% 的受访者认为仿制药会导致严重的副作用。超过一半的受访者认为美国应该更多地使用仿制药而不是专利药，不过当问到自己会选择仿制药还是专利药时，这一比例下降到了38%。

为了消弭人们对仿制药的不信任，考虑到这种不信任很可能与这个倒霉名字有关，如今，通常会用药学等效药（pharmaceutical equivalents）来描述仿制药。当然，人们对仿制药的怀疑态度绝不止名字那么简单。具有讽刺意味的是，医生是仿制药怀疑大军中的主力。美国一项民意调查显示，受访者中 50% 的临床医生对等效药（也就是仿制药）的质量持否定态度。超过 25% 的临床医生表示，从未给自己或家人使用过这类药物。

药物的品牌名更容易记住，尤其是对于已经上市多年的品牌药来说。要知道，医生必须记住几百种药名。但是，我们也不应该低估制药公司的营销力量，这些公司会把想法灌输给医生，以避免对其市场份额产生不利影响。

还有一些管控方面的问题。例如，美国市场上40%的非处方（Over The Counter，不需处方的药物）等效药是在印度生产的，而美国FDA要监管大洋彼岸的印度制药公司显然是有困难的。在本书的撰写之际，美国FDA为了弥补这一问题，已经引入了现场检查。他们发现，在这里既有信誉良好、堪与美国制药公司比肩的优质公司，也有卫生和质量标准远低于西方标准的公司。

在欧洲，国家级的药品监管机构负责等效药的管控和监督。为了降低成本，越来越多的药品生产被转移到了远离欧美的国家，这些国家的法规往往不如西方国家严格。因此，欧美国家似乎希望找到一种方式来整合监管力量，以便对等效药的生产和生产商予以更有效率地管控和验收，不论它们分布在天涯还是海角。

随着强制性管控慢慢成为常态，等效药的生产质量也必然会得到提高。等效药的质量有助于节约药物支出的同时，对于维持我们宝贵的国家卫生服务的生存很重要。

什么是生物仿制药？

生物制剂也有专利有效期。除了最初获得创新药专利的公司，其他公司也可以生产这种药的生物仿制药（biosimilar 或 follow-on biological）。问题是这些药的复杂性。

111

　　两种截然不同的药将有助于说明这一点，即我们在前文曾讨论过的阿司匹林（乙酰水杨酸，由 21 个原子组成的小分子）和重组人胰岛素（由 788 个原子组成、52 个分子组成的生物制剂）。更复杂的药甚至会有 2 万个原子。正如我们在第二章所讨论的，要忠实地复制这类药物意味着要知道如何复制它的整个开发和生产过程，包括在生物体内的生物合成步骤。所有这一切基本上得在没有说明书的情况下完成完整的生产过程，同时也不可能将其控制到原子水平。

　　因此，生物仿制药的批准需要进行临床试验，将它与相应的专利药进行比较，以确保其安全性和有效性。这一难关对于保证生物仿制药的安全性是必要的，同时也会使生物仿制药的生产对产业竞争者的吸引力降低。因此，到目前为止，具有等效性的生物仿制药只有寥寥可数的几种。

形状和颜色

　　在新药批准所需的档案中，还有一部分内容是有关药品的外观。大多数药品是采取药丸的形式，您大概也见到过各种形状和颜色的药丸。

　　有些公司专门从事药物开发的这个环节。他们为制药行业的新药设计适当的剂型，例如，如果要生产药丸或药片，他们会提出各种几何形状的方案，有时还包括聚合物涂层的颜色，颜色之众多可能会使艺术家羡慕不已。

　　并非所有的颜色都对患者有吸引力，不同国家的人对颜色的偏好也不同。例如，在日本，病人不愿意服用深灰色、绿色或粉色的药丸。在其他国家，红色、黑色和糖果色则不受欢迎。为了使口感更好，药片通常会有涂层。

　　但除了美观和口味，涂层还具有一定的功能性作用，它有助于促进活性剂的吸收，减少药物对胃肠道的影响。

　　在实际的药片生产过程中，首先需要将药理活性成分与所谓的赋形剂（excipients）混合，得到细粉或颗粒状粉末。赋形剂不具有任何药理活性，是按照物理特性而精心挑选的物质，可确保有效地压片。最后，将混合物放入压片机中，将粉末压制成最终的片剂产品。

　　众所周知，药片在出售时，不是散装的，而是包装好的。不同的国家对包装也有不同的品味要求。美国人更喜欢 30 片装的瓶装，而其他国家则喜欢塑料或铝制的吸塑装。

　　无论采取哪种包装，药物都需要能够在不同湿度和温度条件下保持稳定，药物许可审批的材料中就必须要有各种稳定性测试结果。

终于到药店了！

　　我们已经抵达了终点，经过这段漫长的旅程，将我们的药摆到了药店的货架上，等待有医生处方的患者前来配药。

　　每年有超过 150 万种药物在实验室进行临床前研究。其中，大约有 300 种进入到人体试验阶段，不到 25 种通过三期试验，被证明是有前景的。换句话说，新药的成功率只有六万分之一！从临床试验开始到药监部门批准，大约需要八年的时间。

这条漫长的道路似乎是一场无休止的考验，尤其是对于焦急如焚的病人来说，他们迫切地等待着能够治病的良药。不过，通过漫长的临床试验，我们可以发现许多无效的或危险的药物，并将它们从开发过程中剔除出去。详细完备的实验是必需的，否则，我们将无法找出那些无效的药物或者危险的药物。

监管机构的许可有效期为五年，在有效期限结束时，须再次申请延期。但即使获得了授权许可，对新药效果的检查和管控也仍在继续。正如我们将在下一章中看到的，对于每一种临床使用的新药，都需要实施所谓的药物警戒（pharmacovigilance）程序，在这个观察期，可以发现在早期药物试验中没有发现的、罕见的副作用。

（马层思、苏静静译）

第七章　药物警戒、修订、新的适应证

1988 年，美国犹他州杨百翰大学（Brigham Young University）的化学教授丹尼尔·西蒙斯（Daniel Simmons）发现了一种酶，因这种酶与先前已知的环氧化酶 -1（COX-1，一种被阿司匹林抑制的酶）有关，故将其命名为环氧化酶 -2（COX-2）。

您或许还记得，阿司匹林（又称乙酰水杨酸）可以通过抑制环氧化酶减少前列腺素的合成。前列腺素是一组脂肪酸，其中一部分对健康有益，一部分有害。

简单来说，"好的"前列腺素是由 COX-1 产生的，可以保护胃黏膜免受胃酸的侵蚀。而 COX-2 可以催化合成"坏的"前列腺素，这种前列腺素会导致关节发生疼痛性的炎症反应。

乙酰水杨酸和其他非甾体类抗炎药（如布洛芬）会干扰这两种环氧化酶，达到缓解炎症的作用，但也有引发胃溃疡的风险。为了从根本上降低这种风险，应在饭后服用非甾体类抗炎药，而不宜空腹服用。

COX-2 的发现给好几家制药公司带来了启发，它们纷纷开始研发那些可以选择性命中靶点的药物。其逻辑是，如果选择性抑制 COX-2，可以达到抗炎效果，而保持 COX-1 的活性，可以消除溃疡形成的风险。

药物警戒可以揭穿欺瞒

罗非昔布就是这种 COX-2 抑制剂开发项目的产物。1998 年，它以商业名"万络"进入美国市场。

据估计，全世界有 8000 万人服用过罗非昔布，数量如此庞大的原因可能在于美国对消费者展开了积极的公共广告活动。这种药物被宣传为一种理想的止痛药，不会对胃造成任何风险。在美国，药品广告是允许直接面向消费者的，消费者可以要求其全科医生（GP）开处方，这一点与欧洲不同。

像所有进入商业市场的新药一样，罗非昔布也必须经过药物警戒程序。在这一过程中，由全科医生、药剂师、当地卫生官员或医院收集病人自行报告的所有药物不良反应。然后，将这些报告发送到国家药物警戒网络，该网络由相应的国家药物管理机构负责组织监督。这些报告被上传到一个数据库中，供所有负责或参与新药研究的人使用。

药物警戒之所以很重要，是因为很多药物副作用无法在药物评估的初期试验中在招募的患者身上发现，尤其是罕见的副作用。

就罗非昔布而言，自 2001 年，开始出现与之相关的梗塞和中风的警戒信号。2004 年，由于这些不祥的信号，生产罗非昔布的制药公司（译注：默克）开始主动在各地下架罗非昔布。

许多业内人士认为，应该更早一些召回万络，并且在这个案例中，药物警戒程序不够有效。碰巧的是，该制药公司在为万络申请批准时，关于药物疗效和安全性的一些折中结果已陆续出现，但并未向美国 FDA 提供这些结果。

药物警戒可以改善治疗

幸运的是，欺瞒事件是极少数，但是与频繁发生的正面积极事例相比，更不容易被遗忘。药物警戒过程可以发现罕见的和以前未检测到的副作用，完善药物的适应证范围。总体来看，制药公司应该秉诚行事，并采取适当的措施来改善他们开发的治疗方法。有些药物可以通过改变分子结构，来减少毒性。

例如，预防轮状病毒的疫苗就发生了这种情况。每年约有 200 万儿童因轮状病毒引起的腹泻住院，40 多万名儿童因此而死亡，尤其在发展中国家。针对这种病毒的疫苗最早于 1998 年获得批准，鉴于对有效治疗的迫切需求，许多儿童立即接种了疫苗。几个月后，大约 12000 名儿童中就有一人出现了罕见的肠道并发症。这种并发症在疫苗所进行的广泛临床试验中没有观察到。在药物警戒发现这些警告信号后，疫苗被迅速撤回，并在 2006 年批准和上市了一种新版疫苗，克服了这种副作用。显然，新版疫苗的研发必须从头开始。疫苗在之前未接种过该疫苗的儿童群体中进行了试验，其有效性和安全性得到了证实。因此，每种药物的许可都是表示针对特定的化合物、特定的健康问题、特定的患者群体具有活性表现。一旦化合物、适应证或人群发生变化，其审批都必须重新开始。

药物警戒可以发现耐药性

1981 年，一种神秘的疾病在旧金山和纽约的同性恋群体中迅速传播，引起了全世界的关注。在首个病例发现短短两年后，法国的吕克·蒙塔尼耶（Luc Montagnier）和弗朗索瓦丝·巴尔—西诺西（Françoise Barré-Sinoussi）以及美国的罗伯特·加洛（Robert Gallo）同时发现了导致这种疾病的病毒，这种病毒会破坏人体免疫系统，使受感染的人暴露于多种恶性疾病（图 1）。这种病毒被称为人体免疫缺陷病毒（HIV），通过性传播（直接的体

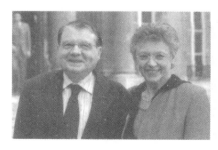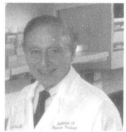

图 1　法国的吕克·蒙塔尼耶和弗朗索瓦丝·巴尔−西诺西以及
美国的罗伯特·加洛独立地分离出了 HIV 病毒。
（左图，由克里斯托夫·索伯（Christophe Souber）拍摄，
经巴斯德研究所许可使用；右图，经马里兰大学许可使用）

液接触，比如血液），或者在怀孕或分娩期间由被感染的母亲传递给婴儿。这种由 HIV 引起的疾病被命名为获得性免疫缺陷综合征（艾滋病，AIDS）。

一旦病毒被分离出来，寻找治疗方法的竞赛就开始了。最初，同性恋群体是受影响最严重的群体，研究人员受到了来自同性恋群体的巨大压力，须对这一毁灭性的流行病做出迅速的医疗反应。

不幸的是，研制疫苗的想法至今仍是一场白日梦。HIV 病毒是善于伪装的高手，因为即使在感染者体内，它也可能发生快速突变。相比之下，要设计出一种能够指导免疫系统应对微生物的多种变异可能的疫苗，仍然是医学科学力所不逮的地方。

幸运的是，对药物的"搜寻"迅速开始，并取得了成功。美国国家癌症研究所承担的任务是开发一种系统，用于筛选制药行业化学制品中包含的所有试剂，以期找到一种抗 HIV 病毒的药物。齐多夫定在他们的努力下诞生了，又名叠氮胸苷（AZT），实验室认为这种化合物大有前景，杜克大学在一万多名患者身上进行了临床试验。随后不久，为了尽快遏制这场致命的流行病，监管机构批准了该计划，并通过了 FDA 设立的"紧急使用授权"（Emergency Use Authorisation）程序。

叠氮胸苷的成功以及后来推出的其他抗 HIV 病毒药物，给数百万血清反应阳性的人带来了希望。如果药物警戒机制没有及时提示首批耐药性病例，那么成功可能只会是昙花一现。

任何针对微生物的药物都注定失败，因为病毒或细菌亚群拥有强大的能力来改变其基因防御结构，因此，至少部分接受这种治疗的患者获得了对药物的耐药性。然而，微生物对同时施用的鸡尾酒药物产生耐药性要困难得多。如今，有3400多万人感染了艾滋病毒。每年死于艾滋病的人数正在下降，这要得益于一种叫作"高效抗逆转录病毒疗法"（Highly Active Antiretroviral Therapy，HAART）的药物联合疗法。这是一种含有多种抗HIV病毒活性成分的药片，该疗法将艾滋病的致死率降低了50%~70%。它将艾滋病从"死刑"转变成为了慢性病。如果没有药物警戒，医学研究对单一抗病毒药物耐药性的响应时间会晚得多。

药物联合疗法投入规范的临床使用已经有很长一段时间，被用来克服抗生素或抗肿瘤药物的耐药性。当临床试验的药物与克服耐药性的目标结合在一起时，药物开发过程便重新开始了。这意味着要对联合药物进行临床试验，以探索其在健康个体和患者群体中的安全性和有效性，尽管联合疗法中各组成部分在之前已经单独进行过此类试验。联合药物之间会相互作用。例如，联合药物中的一种成分可能会加速或减慢另一种成分的代谢和排泄，从而对疗效和安全性造成潜在的不利影响。

患者信息手册之外的适应证

当全科医生给您开药时，您可以假定该药物的使用已经获得了某个机构的批准，比如欧洲药品管理局（EMA）或者美国

FDA。我们已经在第六章中讲过，只有制药公司提供证据证明该药对于特定的医疗用途是安全有效的，才会获得批准。

　　获得批准的医疗用途即所谓的适应证，意味着药物经过了测试并证明药物本身有益，从而证明其使用的合法性。例如，阿司匹林的适应证会表述为："针对头痛、牙痛、神经痛、月经痛、风湿痛、肌肉疼痛等症状的治疗；针对发烧、流感和感冒综合征等症状。"除此之外，任何其他用途的处方都是标签外使用，即患者信息手册或药品包装说明书以外的适应证。但是，我们能确定医生只针对已获批准的适应证开具处方吗？

　　无论一种药物已被批准的适应证是什么，医生只要根据自己的知识和经验认为这种使用是安全有效的，就可以为任何医疗目的开具处方。在美国，五分之一的药物被用于标签外适应证。

　　支持标签外用药的人指出，审批许可一项新的药物适应证可能需要花费数亿欧元或美元。既然一种药物可能对未经批准的疾病有用，而一些医生针对这种疾病已经成功地开出了处方，制药公司为什么要花这么多钱来说服 EMA 或美国 FDA 呢？或者说，为什么要花这么多钱来获得一项仅惠及一小部分罕见病患者的批准许可呢？这样做的话，成本将很难收回，尤其是对于那些专利即将到期或已经过期的药物。

　　虽然医生开具标签外适应证的处方是合法的，但如果制药公司向医生推销药物的标签外使用，则是违法的。一些美国公司已经走过这条路，它们不得不为此支付巨额罚款。

　　距离现在最近的一个案例应当是利培酮（维思通）。利培酮在 1993 年被批准用于治疗精神分裂症患者的某些症状。然而，从 1999~2005 年，制药公司将它推销用于治疗躁动和冲动等精神病症状，比如养老院中的痴呆症患者、有行为问题的儿童或智障患者。这些适应证均未获得批准。此外，美国 FDA 多次拒绝了该公司扩大该药适应证的申请。在这方面尤其相关的事实是，利培酮可以增加中风等严重疾病的风险，特别是老年人。尽管制药公司知道这些风险，但它淡化了这些风险，并继续推荐标签外用药。

经过民事和刑事诉讼，该制药公司被判罚 22 亿多美元，这虽是一个天文数字，但尚不及数额更庞大的销售额。仅 2004 年一年，利培酮就为该公司赚了 31 亿美元。

这只是一系列案件中最新的一起，这些案件导致另外至少三家公司因药品相关的非法营销行为而不得不支付类似的罚款。在利培酮的案例中，美国司法部长小埃里克·霍尔德（Eric Holder Jr.）在宣布罚款判决时说道："这家公司……肆意将我们社会中最弱势的成员的健康置于危险之中，包括幼儿、老人和残疾人……"

鉴于这些典型的案例，还请大西洋彼岸的药物专家（译注：指欧洲）扪心自问，这种法律通告怎么可能只来自美国？这些药在欧洲市场真的无可指摘吗？难道欧洲就没有医生给养老院的老年痴呆患者、多动的儿童、智力障碍和难以管理的人开过利培酮或类似的药物吗？

治疗不存在的疾病

也有这样的例子，故事大概是这样的：一家制药公司找到了一位医学界的意见领袖，比如一位著名的医生，开始邀他介绍一种新的疾病。在报纸、电视节目和互联网上广泛地散布着有关这种疾病的信息，暗示有一大批人不知道他们患有一种严重但可治愈的疾病。这种病之所以可以治愈，是因为一种全新的可以治疗这种疾病的药物刚刚问世。

这类活动被学者斥为"疾病兜售"（disease mongering）。一个真实的疾病兜售的案例是向妇女提供激素替代疗法，以"治疗"她们的更年期。

更年期是一个生理现象，发生于五十岁左右的女性。卵巢活性消失，导致月经停止，妇女的育龄期结束。虽然许多女性在迈向下一个生命阶段的过程中经受了各种各样的困扰，但医学从未将更年期视为一种疾病状态。

然而，在 20 世纪初，女性被鼓励将更年期视为未来出现某些疾病的风险因素，比如骨质疏松症或骨质弱化，这类疾病多发生于 50 岁及以上的女性。据称，激素疗法替代卵巢不再分泌的激素，可以预防此类疾病。

尽管激素替代疗法存在心血管疾病、癌症和痴呆症等固有风险，但仍然有数百万更年期妇女被推荐使用。销售这些药物的公司很清楚这些风险，但它们有意将其隐匿处理。通过对接受这种疗法的数十万名妇女进行流行病学研究，发现这种疗法的风险远大于收益，随后爆发了一场旷日持久的争论。药品监管机构（如EMA 和 FDA）要求相关制药公司更换药品包装说明书，说明书上须列出有关潜在风险的警示信息，并将使用范围限制在短期内控制特定症状的患者。

激素替代疗法的案例使许多人深感震惊，因为很多妇女是因为一种不存在的疾病而接受了一种具有相当风险的治疗。但这并不是唯一的特例。

药物研发的产品线

所幸，掠夺性定价策略很少见于制药业等生产工业部门，但并非没有。这种策略除了会产生立竿见影的利润，最终还是会适得其反，因此毫无意义。我们必须先自问，掠夺性的策略是如何产生的，以及为什么会产生。

读到这里，您大概已经认识到设计和研发一款有效的新药是非常困难的，所谓有效的新药得疗效好，副作用小，甚至没有，并且医学适应证十分重要，可以惠及很多人。如今，多种类型的癌症、神经系统疾病和自身免疫性疾病仍亟待寻找新的治疗模式。这些疾病隐藏着许多生物学上的奥秘，没有人知道如何有效地治疗它们。即使制药行业成功找到了一种非常有效的新药，在获得监管机构批准之前还要走过一段充满障碍的道路。因此，投入药物研发需要制药业付出巨额资金，而潜在的回报是非常不确定的。

因此，许多大型制药公司宁愿花费大量的资金来为那些已经获得批准的药物做广告，而它们所谓的"药物研发产品线"（drug pipelines）却资金匮乏、捉襟见肘，这也并不令人惊讶了。

许多制药公司都可以追溯到19世纪下半叶和20世纪初建立的化工制造厂，经过无数次的兼并、收购和合并，成为我们今天所熟知的少数几家大型跨国制药公司。

医药创新很少来自这些公司的实验室。在过去十年，它们实际上已经关闭了许多自家的实验室，并将研究活动转移到一些更小更灵活的新公司或学术机构。所谓的生物技术（biotechnology）公司如雨后春笋般涌现，特别是在美国东海岸的加州硅谷，以及一些国家的非营利研究中心。

当某家生物技术公司或非营利性实验室研发出了一种很有前景的新药，并且已经完成了第一阶段和第二阶段的临床评估时，大型制药公司往往会参与进来。他们会购买专利，进行第三阶段的临床试验，然后将药物送至监管机构进行审批，再最终送进各大药店。因此，这些大型制药公司的预算大部分都专门用于广告。

大型制药企业的总部大多设在美国或少数几个欧洲国家。随着越来越多的药物生产单位转移到印度、中国和巴西等国，西方国家的药物生产越来越少。这些国家的劳动力成本比西方国家低得多，同时他们的技术能力也在迅速提高。

目前尚且没有其他经济上可持续的方式来替代这种分布广泛的行业现状，即少数资本雄厚而不是生产能力强的大公司主导市场，规模较小的公司在从事研发，并在世界各地进行生产加工。

一些医学专家认为，制药行业应该有强烈的道德良知，或许一种完全不同的商业模式更为合适：将制药行业作为非营利组织进行管理，将其收益全部重新投入到研发中，而不是放任自流。一些朝这个方向发展的试探性举措最近已经开始实施，主要（但不限于）位于美国。但非营利性制药公司是一个理想化、乌托邦式的白日梦，还是现实的前景？这是现阶段无法判断的。我们需要耐心等待 15 年，甚至更长时间才能知道答案。与此同时，我们所能做的就是相信这个领域将会出现新的策略。

（苏静静、马层思译）

第八章 预测未来的药物

我们能预测未来的几十年后将如何治疗疾病吗？"做出预测是难的，尤其是在预测未来的时候。"这是一句谚语，至于是谁说的，不得而知，可能是一句来自丹麦的古老谚语，也可能是出自物理学家尼尔斯·玻尔（Niels Bohr）之口，或者电影制片人塞缪尔·高德温（Samuel Goldwyn）之口，又或者是棒球运动员约吉·贝拉（Yogi Berra）之口。

很明显，就其本质而言，预测与未来有关，而做出正确的预测是一种挑战。正如很难预测超过三天以后的天气一样，要预测未来的药会是什么样子基本上是不可能的。在阅读本章时，请始终牢记上面所说的谚语。我们将在本章介绍如何提高药物的疗效和命中靶点的精确性，更好地理解患者和疾病将有助于我们实现这一目标。最后，我们将试图描绘未来药理学家的愿景。还请不要期望从这一章中得到确定，关于未来，问题要比答案多得多。

纳米载药

"我们有很多好药，但缺少运药的'好司机'"，毛罗·法拉利（Mauro Ferrari）曾如此评论。他是纳米技术领域的生物工程师，也是美国得克萨斯州休斯顿卫理公会研究所（Methodist Research Institute）的所长。他设计了一种"运输"药物的微型"载具"，可以将药物运送到机体中应该去的地方，避免药物流窜到其他地方。正如我们在本书中多次提到的，药物的选择性分配是当代药理学尚未解决的难题之一。

我们已经知道如何将药物导引到机体的某些部位。例如，将药物附着在一种称为"抗体"的化合物上，然后由抗体扮演信使的作用。抗体只会把药物带到那些有相应表面抗原的细胞上。这一理念已应用于实验性肿瘤治疗。如果只有肿瘤细胞存在响应载药抗体的抗原，这一切就水到渠成了。然而，到目前为止，与抗体结合的药物实验结果有些令人失望。原因可能是抗体对肿瘤细胞的特异性不够。这种方法相关联的另一个困难是，药物和抗体之间的化学键必须足够稳定，可以将药物运输到肿瘤细胞，但同时又足够不稳定，以允许药物在结合后最终从缀合物中释放出来。目前，要改善药物的组织分布，方法是将药物封装在纳米级（一纳米等于十亿分之一米）的微小载具中。经过设计的载具可以将药物运送到正确的作用部位。例如，用铁纳米颗粒可以作为载具，可以将药物运送到比健康细胞更容易吸收铁的肿瘤细胞内。

　　纳米技术现在风靡一时，人们期望它们能彻底改变药理学和医学，正如它对化妆品、运动服和高科技面料已带来的影响一样。人们对纳米药物充满了憧憬。

　　使用纳米颗粒的药物制剂已有成功的先例，例如能够掺入药物的小脂质球。这些所谓的脂质体（liposomes）能够保持所掺入药物的活性，降低其毒性作用，因此，相比传统的配药和给药方式，脂质球给药在疗效上更具优势。利用具有生物相容性和无毒的材料研发不同类型的纳米颗粒，给药理学领域带来了巨大的机遇，位于世界各地的多家实验室都在围绕这一领域开展研究。正如我们在第二章中所说的，许多药物基本无法运送到大脑，我们可以预见将来设计出穿透大脑屏障的载药粒子一定大有可能。我们还有希望设计出能够将药物以高浓度运抵特定肿瘤的药载材料，并以抗肿瘤活性所需的速率和数量释放它们所运载的药物。

　　纳米药物之所以如此瞩目，是因为它们可以用各种构建模块来组建，能够根据其最终用途模块化其物理化学和生物特性。此外，有些药物分子由于稳定性差，不能采取传统的给药方式，可以采用纳米颗粒作为这类药物分子的载体，例如，RNA分子可以通过阻断致病基因的表达来发挥作用。

　　纳米药物是否安全？这是一个仍需要大量研究的领域。由于纳米材料的尺寸微小，似乎更遵循量子力学的规律，而不是热力学定律，两者在影响着微观和宏观世界中的物质活动。为了方便大家大致理解这两个世界的区别，我们将以黄金材料为例。在正常尺寸下，黄金能抵抗大多数化学物质的破坏，甚至是具有腐蚀性的化学物质。稳定性和持久性是黄金最宝贵的资产，关于这一点的认识由来已久。这些特性已经在医学中得到了应用，您可以想一下，金冠补牙仍然在使用。

相比之下，纳米金不具有我们所熟悉的金的性质。例如，纳米金的颜色是红色而不是黄色，它的稳定性并不总是与大尺寸的金颗粒相同。迄今为止，几项毒理学研究的结果并不一致。金纳米颗粒浸入类似人体血液的生理溶液中时，其特性并不像大颗粒金那样保持不变。

这里的关键信息是，纳米药物将大有可为，但它们就像所有新药一样，需要进一步非常仔细地研究，以确定它们是否安全有效。

为正确的治疗选择正确的患者

当代药理学尚未充分关注到一个目标是，如何按照正确的剂量和适当的给药频次给正确的人治疗正确的疾病。这就是所谓的"精准医疗"，是近期医学界的热门话题。但是，所有这些"正确"和"适当"并不意味着这一目标是容易实现的，因为它需要对每种药物在所有个人和所有疾病中的作用和副作用有详尽的了解。然而，人们已经开始尝试改善药物、疾病和病人之间的匹配度。

例如，一些卵巢肿瘤可以表达高水平的叶酸受体（也称为维生素 B9），叶酸受体吸收叶酸并将其搬运到细胞内。认识到这一事实后，科学家想到将抗肿瘤药物与叶酸连接起来，以帮助这类药物选择性地穿透卵巢肿瘤组织。但问题是，并不是所有的卵巢肿瘤都具有这种高水平的叶酸结合受体，因此只有部分患者对这种疗法有应答。为了帮助解决这个难题，一种诊断测试已经被开发出来，可以通过它前瞻性评估患者是否具有足够的受体表达水平。这项测试可以找到那些很有可能因该药而获益的人。另一个例子是我们在第四章已经讨论过的赫塞汀，它仅适用于那些具有高水平 Her2 受体的乳腺癌患者。

可以想象，这种类型的治疗方法将在未来变得更加突出，在给药之前先进行诊断测试，从而预先选择出对药物作用敏感的患者。因此，配合准确的分子诊断予以治疗不仅使病人的疾病特征化，而且有助于选择最合适的治疗方法和预测病人的反应。另一种相关的方法是在患者进行基因检测后给药，以确定他们是否携带 DNA 变异，使得他们对药效更为敏感。针对多种肿瘤的类似检测也正在探索中。

老药新用

你肯定遇到过一些废弃工厂的旧建筑，它们被改造成焕然一新的展览场所或生活空间。它们的外观和原来的样子无异，改变的是用途。一些老药也是一样，这些药"退役"多年，默默无闻，然而，由于人们意外地发现它们对不同的患者群体具有新的疗效，重新经历了所谓的"再利用"（或"再定位"）。

换句话说，药物再利用就是将已知的药物应用于新的适应证。在第六章里，我们已经提到了沙利度胺的二次生命，这是一种因毒副作用而酿成悲剧的药物，后来被抢救出来，获得了新的生命。在沙利度胺退出市场几十年后，人们在 20 世纪 90 年代末发现它能够杀死多发性骨髓瘤细胞。考虑到沙利度胺已经进行过药理学评估并获得了监管部门的批准，因此可以立即在骨髓瘤患者身上进行临床试验。结果发现，沙利度胺可以相当有效地治疗这种此前非常难以治疗的癌症。由于骨髓瘤主要发生在中老年人，在这种治疗方案中，沙利度胺被召回的原因，即对胎儿的毒性风险已不复存在。

在过去的 5~10 年中，对沙利度胺治疗骨髓瘤机制的研究已经发现了初步的线索。沙利度胺可以导致两种转录因子的缺失，即与特定 DNA 序列结合的蛋白质分子，从而控制基因的转录速率，这对骨髓瘤的生长是非常重要的。它们的缺失会导致肿瘤生长停滞和免疫系统的改变。

通过对药物作用机制的了解，我们可以发现药物靶向的生物分子或分子回路恐怕对于多种（显然不相关的）疾病状态都很重要。二甲双胍就是一个很好的例子。自 1958 年以来，这种药物一直被用于糖尿病患者，降低血糖水平。几年前，人们发现二甲双胍也可能抑制某些肿瘤的发展。

二甲双胍等化合物的抗糖尿病作用自古以来就已为人所知，因为山羊豆（Galega officinalis，或 goat's-rue，又名法国丁香）中便含有与二甲双胍相关的化合物（图 1），自中世纪以来，山羊豆的提取物就被用于控制血糖水平，并且可以追溯到一百多年前对这种植物成分的研究，为这种抗糖尿病药物的开发做出了巨大贡献。二甲双胍能够减少肝脏中葡萄糖的产生，并增加外周组织对葡萄糖的消耗。它是当今世界上最常用的抗糖尿病药物，尤其是因为它是一种历史悠久的老药，价格实惠。

除了控制血糖水平，实验室研究和初步的人体试验已经被证明二甲双胍可以干扰若干种癌症的肿瘤细胞增殖。这些发现强调了一个事实，即糖尿病和癌症都涉及与人体代谢密切相关的通路，即利用营养物质产生能量的过程。

这些通路是如何加快癌症的病程，二甲双胍又是如何通过干扰这些通路来预防某些癌症，目前尚不清楚，并已成为当前药理

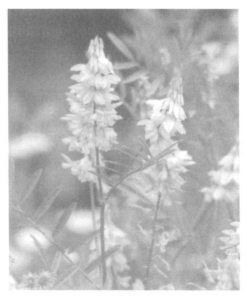

图1 山羊豆可产生一种二甲双胍类似物，有助于控制血糖。
（Ulf Eliasson, wikipedia, under the Creative
Commons Attribution 3.0 Unported license）。

学研究活动的热门领域。如果未来研究证实了二甲双胍的抗癌活性，那么它可能不只是一种抗糖尿病药物，还可以用来预防某些癌症的发生，例如超重人群，他们发生糖尿病和某些癌症的风险会增加。

复方药物也是很早就获得药监部门批准而被再次利用的"老"药。正如我们在第七章所讨论的，为了对抗某些疾病，单一的治疗"武器"是不够的。当一种本身没有活性或只有弱活性的药物与另一种药物联合使用时，可能会产生惊人的活性。当药物联用的活性优于单一成分的药理作用之和时，将两种或两种以上的药物联合使用将是一种合适的策略。联合用药特别适合于克服耐药性，目前对于艾滋病或对单一抗生素具有获得性耐药性的细菌感染，联合用药进行治疗就有比较好的效果。

未来，我们很可能会看到更多"老"药的例子，即那些使用了很长时间的药物，被重新用于新的适应证，或有了新的用法。随着我们对这些老药靶向的代谢途径和分子回路有了愈加深入的了解，蓦然回首，也许会发现不同疾病之间有很多交叠。通过这样的方式，一些"老"药分子有望获得创新性的应用。制药业的货架上可能有许多古老的、几乎被遗忘的药物，其尚未开发的药理学潜力正等待着被挖掘，并给我们带来惊喜。

生物库：聚宝盆

几百万年前的人类化石残骸可以告诉我们很多关于人类生命

起源的信息。同样地，如果从某种特殊疾病的患者身上采集一份生物样品，并将其存储在医院生物样本库（即人类样本库）中，就可以提供有关疾病性质和如何予以最佳治疗的重要信息。

　　这里有一个例子。设想一下，药物 X 多年来一直被用于治疗某种疾病，实验室研究发现它对于其中某个类型尤其有效，而这个类型的特点是存在某种特殊的分子，而对没有这一属性的这种疾病疗效则没有那么好。如第五章所述，要想验证这一发现对患者是否也是如此，最好的方法是进行临床试验。因此，对过去曾接受过药物 X 治疗的患者样本进行研究，做出初步的判断，这有助于决定是否值得开展一项长期和昂贵的临床试验。在实践中，可以从生物样本库中提取样本，并分析它们是否具有所研究的分子特征。由于每个样本都附有描述采集患者临床病史的文件，可以在人类样本中验证我们在实验室研究中提出的假说，因此，可能会发现在接受药物 X 治疗的患者中，具有所研究疾病特征的患者比其他（缺乏这一分子特征的）患者临床结局更好或者更差。对生物样本库中存档的人类标本进行临床试验被称为回顾性（retrospective）研究，因为研究的是过去发生的事件；而招募患者来探索新药效果的研究被称为前瞻性（prospective）研究，因为它们研究的是将要发生的事件。

　　对于回顾性研究来说，现在所用的分子生物学方法在许多标本的采集和存档时还并不存在，比如基因或蛋白质分析等。随着越来越复杂的技术引入疾病的生物学研究之中，疾病的认识和治疗效果也在不断提高。因此，若很久以前存档的标本能够开放获取，将是一个不可多得的资源，有助于使假设检验变得愈加经济快速，以改进过去针对具体某种疾病所采取的治疗方法。

这些当初同意将自己的标本用于研究的病人，很多已经去世了，虽然他们小小的生物学捐赠可能在当时显得不值一提，但对于今天和明天的病人来说，却是一份慷慨的礼物。如果样本中所提供的信息能够得到优化组织，以便世界上尽可能多的医学研究人员能够充分利用它们，这些样本的价值可能还不止于此。

医院存档病人标本的初衷是出于法律义务，是为了解决治疗中可能发生的纠纷。今天，这样的标本集合有可能成为具有巨大科学价值的生物样本库。这些存储库可以作为情报档案，如果以正确的方式加以利用，它可以提供有关疾病及其治疗的大量信息。然而，生物样本库必须满足若干条件，才不致沦为一个冷藏箱！要想生物样本库能物尽其用，除了要在最佳条件下保存标本，其建立还需要经过深思熟虑的筹划；每个样品都应保存在适宜的环境中以防降解，方便研究者获取和检索；每位提供者的临床病案被妥善地存储在附带的数据库中；每位患者已签署知情同意书，愿意将其标本用于研究目的。

如果没有能够组织、管理、读取和解释数据的强大的信息学程序软件，建立生物样本库的所有心血就完全白费了。这种软件必须能够提供全面的信息，包括标本的物理位置、与目标疾病和治疗有关的每个样本的临床病史、获准使用标本的科学家、研究类型、实施研究的时间安排，以及由此产生的结果等。

所有这些信息都可能成为未来发现的金矿。如果信息能够以可靠的方式获得，用准确的术语描述，并组织良好，则可以帮助研究者确定患者的疾病和治疗效果。能够处理这类信息的信息学程序是无法单独编写或使用的，而是需要整合熟悉药物研究中各项规定和各种分子的人员参与，也就是所谓的生物信息学专家。

大数据集的消化

生物信息学（bioinformatics）即所谓的"系统生物学"（systems biology），其目标虽不难以理解，但很难实现。通过海量的数据筛选，找到生物分子（如基因或蛋白质）意料之中的特征以及它们在细胞、组织或整个生物体中的相互作用。系统生物学是一种工程学方法，它需要同时测量多个生物相互作用的动态网络，而不是先验（a priori）地将重点放在某个相关生物变量或通路上。系统生物学支持大规模项目，如我们在第二章中提到的癌症基因组图谱或"组学"项目。

然而，生物信息学不太可能为每个生物学之谜提供神奇的解决方案。诺贝尔奖获得者悉尼·布伦纳（Sydney Brenner）对此做出了最杰出的评价，他认为"我们正淹没在数据的海洋中，同时又在渴求知识"。布伦纳尤其反对收集生物学数据的做法，认为这种做法没有先验地形成可靠的假设。另一位诺贝尔奖获得者蒂莫西·亨特（Timothy Hunt）对此同样持怀疑态度。他的观点是："很多人认为，如果能将一切定量，真相就会像眼里的沙子一样原形毕露……但经验告诉我们，这只会造成混乱。"这两位诺贝尔奖得主是对的吗？还是他们有点太吹毛求疵了？当然，生物信息学研究的结果需要非常谨慎的评估和仔细的考量。生物信息学可以是一种强大的工具，它可以将许多因素结合起来分析，从而找出其中的相关性。例如，某一基因的频率与某一种疾病的频率之间的相关性。但这两个因素也可能是偶然联系在一起的，并没有一个影响另一个的关系，反之亦然。您可能还记得，在第五章中，我们已经提到过因果关系和相关性之间的区别。

另一个问题是，生物信息学分析发现的相关性可能是非常多的。那么，如何才能区分哪些是有意义的，哪些是没有意义的呢？只有在传统的实验室实验中，对细胞或整个生物体中每一个分子的作用进行研究，才能真正地验证经由数据的生物信息学分析所得出的推论。

如果大型数据库中存在错误，错误就会被成倍地放大，像维基百科词条中的错误一样：维基百科的词条经常被文章和书籍引用，错误信息就会被广泛地传播。这一过程类似于在科学文献中发表有缺陷但受欢迎和貌似可信的科学结果，其他引用这些结果的科学家可能会给这些错误背书。

最后一个问题是在海量数据中检索信息的软件。如果检索的现象是频繁的，功能更好，但如果检索的现象是罕见的，它就很容易出错。例如，谷歌翻译从英语翻译成其他语言，或者从其他语言翻译成英语都会相对更准确，因为英语是世界上使用最频繁的语言之一，所以软件积累了大量的经验。但若是翻译成一种比较小众的语言，如意大利语，就是另一番光景了。类似地，如果是病人众多的疾病，生物信息学研究在分析这种疾病的数据时，其结果就会比研究一种罕见病的数据更可靠。

因此，关键信息是：如果生物信息学方法使用得当，对其局限性予以充分的考量，它将可以成为一个强大的研究工具。请注意，不要妄想生物信息学有洞穿一切的魔力！

模拟和成像

生物信息学方法所获得的信息不仅可以用来分析，还可以用来模拟和可视化生物过程。如今，基于实验室和临床试验中积累的大量真实数据，通过复杂的模拟程序，至少可以对分子和细胞通路进行部分重现。因此，关于与疾病原因有关的生物分子的外观和形状及其与药物的相互作用，可以提出假说。

这种模拟被科学家称为"芯片"（in silico）模拟，因为它们是在计算机上进行的模拟，而不是直接在实验室中，因此，往往是相当粗糙的。它们专注于一小部分生物分子，以最逼真的方式还原复制真实的细胞场景。许多科学家相信这只是时间问题，这种模拟将成为生物事件更可靠的重现。

一些有一定年纪的读者可能还记得计算机刚开始试图模拟普通物体的时代。在屏幕上，用几笔粗线条勾勒出来的图像与真实的物体几乎毫无相似之处。相比之下，如今数字拟人动画和真人版影片几乎真假难辨。对每个人来说，这一技术的巨大进步都是深有体会的，也许生物计算机模拟的质量可能在未来几年也会经历一个类似的量子飞跃。

修复性药物

对于血清检查呈阳性的艾滋病患者，能够清除掉所有细胞中的 HIV 病毒吗？对于癌症患者，能够修正细胞中所有的基因改变吗？换句话说，我们能够设计出一种不仅能治疗疾病还能修复疾病的药物吗？

让我们先从治愈艾滋病的可能性说起。艾滋病药物似乎是一个恰如其分的例子，修复艾滋病的目标虽然遥远，但与几年前相比，今天似乎已经接近了很多。

在很多年中，从 HIV 病毒阳性的病人身上哪怕稍微清理一点病毒，似乎都是超出医学能力范围之外的。HIV 病毒在人类免疫系统的无数个细胞中复制，将其最宝贵的遗传物质储存在我们最宝贵的细胞核 DNA 里。

随着感染进程的迁延，病毒继续缓慢地自我复制，感染越来越多新的细胞，穿透越来越多的细胞核，并在那里积攒了越来越多新复制出来的遗传物质。因此，要想完全治愈，就需要将每个被感染细胞中积攒的病毒细胞核完全清除。这是不可能的任务吧？

也许这个任务确实不可能完成，至少目前是这样。但让我们试试另一种方法。如果不是试图消灭病毒，而是消灭病毒进入细胞的入口呢？

为了穿透细胞膜进入细胞，几乎所有的动物病毒都会利用细胞膜上的受体作为入口。HIV 病毒在大多数个体中会至少动用两种蛋白质受体，一种叫作 CD4，另一种叫作 CCR5。

如果没有 CD4，没有人能够生存，但没有 CCR5，人类还可以存活。少数同时拥有两条 CCR5 突变基因的患者已经幸运地证明了这一点。他们是健康人，并且对艾滋病具有免疫力。CCR5 突变基因的纯合子即使反复接触病毒，也不容易感染 HIV 病毒。这是因为 HIV 病毒在他们的体内找不到进入细胞并感染细胞的入口。

曾经有一例非常罕见的艾滋病患者被彻底治愈，"柏林病人"蒂莫西·布朗（Timothy Brown）的故事证实了受体 CCR5 的重要性。之所以被叫作"柏林病人"，是因为他是在德国首都柏林被治愈的。布朗患有艾滋病，同时患有白血病。要治疗他的血液肿瘤，方法之一是骨髓移植。骨髓是位于骨内的软组织，血细胞是在这里形成的。

主治医生的治疗思路大致是："让我们试试能不能一石二鸟。既然除了骨髓移植，我们别无选择，何不试着用能抵抗 HIV 病毒的健康细胞来替代布朗原来的骨髓细胞呢？"

于是，他们找到了一名骨髓捐赠者，他的 CCR5 基因是突变纯合子，因此对 HIV 病毒具有抵抗力。2008 年，布朗接受了移植手术。此后，他的两种病都治愈了。他不再需要服用治疗艾滋病的抗逆转录病毒药物。

他的机体发生了什么呢？移植细胞缺乏 CCR5 受体，因此能够抵抗 HIV 感染，这些细胞是强壮的健康细胞，于是占了上风。这些细胞的繁殖能力可能比骨髓器官（如淋巴结和脾脏）中自身受感染的细胞更强。可以想象，受感染的细胞在骨髓中无法存活，而骨髓在移植前已在放疗过程中被照射过。

布朗的康复给其他艾滋病患者带来了希望，如果能够消除他们细胞中的 CCR5 受体，艾滋病是可以被治愈的。然而，骨髓移植是一项复杂且昂贵的手术，既符合免疫学匹配又是 CCR5 基因突变纯合子的捐赠者是极其稀有的。所以我们可能还要另寻他法。

比如，假如说能有一个体格非常小、可以进入细胞的"基因外科医生"，他可以穿透细胞核，剪去 CCR5 基因的某些片段，进而使 CCR5 受体失效，会怎么样呢？能够使免疫系统细胞具备抵抗 HIV 病毒能力的微型外科医生确实存在。它是一种名字有点拗口的人工合成蛋白质，叫锌指核酸酶（zinc finger nuclease，译注：锌指核酸酶能对双链 DNA 的特定位点进行剪切，因此在基因敲除、基因加工等领域具有重要的应用价值）。

还是请您不要被这个拗口的名字吓跑，请继续读下去。这种人工蛋白质含有一种能够裂解 DNA 的酶（核酸酶）和一种能够连接 DNA 序列的蛋白质（锌指蛋白），所有这些都发生在基因组的精确位置上。对于艾滋病而言，锌指核酸酶被用来专门切除 CCR5 基因。

这种方法在实验室和部分患者身上试验时，效果良好。首先清除患者血液中的白细胞，然后用针对 CCR5 基因的锌指核酸酶进行处理。这种酶通过感染另一种不活跃的腺病毒到达细胞核。经过处理后，白细胞获得了对 HIV 病毒感染的抵抗力，再重新输入患者的血液后，发现病毒载量会大幅下降，尽管没有被完全根除。

鉴于患病细胞并未被完全替代，许多未被基因修改的细胞仍可能感染 HIV 病毒，这一结果虽然令人振奋，但距离成为新的治疗方法还很远。用灭活病毒作为载体穿透细胞膜、进入细胞核，其风险尚需要仔细考虑。

尽管如此，事实胜于雄辩。宾夕法尼亚大学卡尔·琼（Carl June）的实验室已经完成这一尝试。大家请记住他的名字吧，也许有一天他的名字就会出现在斯德哥尔摩诺贝尔奖获得者的名单上！这一原理证明不仅彰显了非凡的科学想象力，也给患者带来了希望。

梦想着未来的分子工具

在不太遥远的将来，我们也许能够把设备打包到药里，比如卡尔·琼所用的合成蛋白质。如今，这种设备只能在实验环境中使用，提取细胞并在体外进行操作，然后再注入细胞。也许未来的药物能够携带设备进入需要修复的细胞核中，就像前文所述的微型基因外科医生那样，比如利用专门设计的纳米药载，而不需要基因编辑的病毒作为运载工具，后者往往会带来意想不到的副作用。就 HIV 病毒而言，未来的药物或许能够摧毁受感染细胞中 CCR5 基因的两个副本。将来也许还能研制出其他药物，以类似的方式治疗癌症等其他疾病，而癌症的维持依赖细胞遗传病变。

或者，科学家不仅能够修改酶或抗体，还能修改负责动态控制细胞活动的体内小分子。对这些分子和过程的探索已经开始，科学家们给它们起了一些颇有"异域情调"的名字，比如"microRNA"和"表观遗传学"（epigenetics）等。还请您忽略名称，因为这些概念本身是非常简单的。我们所有细胞中的 DNA 都是相同的，但细胞彼此不同，分别执行不同的任务。这种多样性是由 microRNA 等分子来调控的，而表观遗传现象决定了每个细胞中哪部分的 DNA 被读取和使用。

今天，含有 microRNA 的药物仍然是一个梦想，但有梦想总是好的。它或许可以启发我们思考，在从今天的药物到未来出现的创新药物的道路上，人们需要做些什么来克服障碍。

谁是未来药物的发明者？

我们希望这本书的一些年轻读者已经深受启发和鼓舞，准备投身到新药研发的事业中。

有志于此的青少年可能会提出这样一个问题：我应该去哪所大学学习设计药物呢？坦白说，对于这个问题，基本没有错误答案。当然，阅读古代文学或考古学可能无法直接达到这一目标，但可供选择的学科专业是非常多的，而大多数高等院校的理科专业都可能培养出这一领域的先驱者。

设计新药需要多种专长。我们需要外科医生、内科医生和病理学家，来了解疾病及其复杂表现。我们需要生物学家，洞悉各种使我们身体的各项（甚至是微小的）活动功能正常或不正常的机制和生物分子。我们需要化学家和物理学家，他们掌握物质的各种定律，哪怕是最微小的变化，并且能够动手操纵它们。我们需要药理学家，他们知道过去和现在的成千上万种药物，及其属性和副作用。我们需要兽医，他们在动物身上开发人类疾病模型，这是我们在研究新疗法方面不可或缺的盟友。我们需要工程师，来发明小型或大型仪器和机器来封装和运输药物。我们需要数学家和统计学家，他们帮助我们计算出所需受试者的数量，并对实验室和临床试验结果做出解释。我们需要信息学专家，来组织收集到的信息和研究过程，利用电脑模拟药物和人体有机体之间的相互作用，进而将模拟中发现的规律转化为临床实践。我们需要研究管理，以解决组织药物开发和药物实验过程中不断增加的复杂性。我们需要心理学家，他们可以向病人解释他们贡献的价值以及临床试验中可能发生的情况。

由于想象力的贫乏，这个清单显然是不够的，因为设计未来药物所需的专业知识可能比这个清单更加多样化。对于那些准备投身药物研发的冒险之路的人来说，我们可以给他们一个重要的建议，那就是选择你认为最感兴趣的学科。只要有足够的兴趣、热情、毅力和勇气，就一定能找到最好的道路！重要的是要找到能够帮助你、启发你的老师，时刻准备着勇于牺牲，不怕困难，一往无前！

（苏静静译）

第九章　不是每片药都是适当的

　　药物研发是一门不完美的科学。从最初的一个想法，走到完整的瓶装药，到这里，这段环球科学之旅就要告一段落了。我们已经看到，一种新药最初往往出于未被满足的医疗需求。这种想法最终得到了一种化合物，一种潜在的新药。它可能是自然界中已经存在的一种成分，经过在化学实验室的一番加工，可以提高其稳定性或耐受性，或使一种简单的化学生产方法成为可能。这种化合物也可能是在化学实验室新合成的。又或者是具有合成能力的细胞所产生，这种细胞可能是能够产生创新的药物分子的转基因细胞，它构成了一个最熟练的化学实验室。单克隆抗体和其他目前使用的生物制剂便是如此。

　　无论来源是什么，每种有前景但最初未经证实的新化合物在最后进入新药审批监管阶段之前，都需要先在实验室研究，然后进入临床试验。公众希望每种新药都有令人信服的有效性和安全性证据，而大多数新药分子在这些研究中都折戟沙场或铩羽而归了，只有很少数能够过关斩将，到达终点。

146

各国为保证新药的安全性出台了各种严格的规定，但这往往延缓了新药研发的速度，即使正在研发中的新药有望治愈某种不治之症，医生和病人愿意承受一定的毒副作用风险。

然而，大量新药在研发过程中宣告失败，一部分原因是新药审批部门实施的严格规定，而主要原因一直是我们尚未发现大多数疾病的细节和机制。我们对人体功能、疾病及其治疗的了解还不过是浩瀚大海中的一朵小浪花而已。

我们的无知也是我们不得不使用统计方法来对每个临床试验结果做出解释的原因。如果我们从一开始就知道某种药物在某一剂量和给药方案下对某些患者群体中是安全有效的，那么这类研究得出的结果将比实际情况更加整洁和漂亮，那么就没有必要为了排除可能性而诉诸概率考虑，即药物试验的受试者数量不足的可能性，研究结果因为误差表现为阴性的可能性，或者因为偶然性而表现为阳性的可能性。

我们的知识是有限的、不完善的，因为我们深知世界上没有两个人是完全相同的，任何药物在不同的人身上都可能产生不同的效果。这一认识使药物研发人员在从事他们的工作时非常谨慎，即使是在药物已经成功并获得许可的情况下。即使是对于那些销售多年、使用人数比临床试验受试者多得多的药物，也应保持最大程度的警惕。

有时，药物警戒程序能够发现药物没有按照规定的方式进行试验评估的情况，后果往往很严重，甚至会涉及司法程序。也有一些情况，药物警戒程序会有意外的惊喜发现，某专门用于治疗某健康问题的药物出人意料地表现出治愈另一种健康问题的能力。

那些安全、有效、有用的药物和推动医学进步的故事远不如新药研发中的欺骗和丑闻更令人们记忆深刻。信手拈来，阿司匹林、青霉素和格列卫都是这类药物的楷模。如果你仍然不相信药使我们的生活比我们祖先的生活更舒适，试着想象一下没有药的话，生活会是什么样子。

想象一个没有药的世界

让我们穿越到 19 世纪初，一间原始的手术室里，病人们晕乎乎地躺在外科医生的手术台上，彼时外科医生一般会用酒精和其他药剂把病人灌晕。并不意外的是，外科手术十分罕见，而且仅限于至少有一点成功希望的手术，因为手术会带来剧烈疼痛和大量失血。

极速是古代所有手术的共同追求，而且似乎一直矢志不渝。截肢可以在一分钟之内完成，这是避免病人死于疼痛的唯一方法。

三项创新对于外科医生摆脱自己在医疗领域被边缘化的地位是至关重要的：阻止感染的抗生素和消毒术，控制出血的药物和器械，以及抑制疼痛的麻醉剂。我们已经讨论了控制感染和止血，为了不失偏颇，在这里我们还要向麻醉剂致以同样的敬意。

在麻醉药出现之前，古老的手术室里总是充满了病人绝望的哭喊声，喊声过后往往是一片死寂。今天，人们大概只会在产房里听到如此痛苦的哭喊声，医院仍然不鼓励对产妇使用麻醉。

如果没有麻醉剂，腹部、胸腔和关节等器官的外科手术将无法进行，更不用说心脏和大脑的手术。手术一度只能在身体的最外层进行，其余的都留给所谓的内科医生。如今，每天有成千上万的病人在经历常规手术，如冠状动脉搭桥、移植手术或人工髋关节置换，这在那时都是无法想象的。

19世纪中叶，美国波士顿的牙医威廉·莫顿（William Morton）第一次使用麻醉剂，之后迅速传播到各地的手术室中。麻醉只是众多药物中的一个例子，它们不仅挽救了生命，还改变了人类的生活。然而，并不是所有的药都是合适的。

不是药的药片

诸如维生素、补品、食物补充剂、抗氧化剂、减肥剂、草药提取物、巴赫花（译注：一种可用于多种具有治疗性能的花。）疗法、阿育吠陀药物和顺势疗法，药店和药店的货架上堆满了这类产品。它们具有药物的某些特性、包装、形状和假定的疗效特性，但它们肯定不是合格的药（图1）。在某些情况下，这类"药"甚

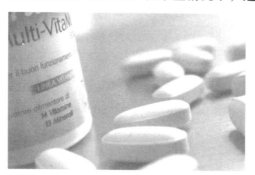

图1 补药：其所有成分并不一定完全清楚，可能相当危险

（Ragesoss，via Wikipedia, under the GNU Free Documentation License）

至可能是危险的。

正如我们在第三章和第七章所讨论的那样，它们被送到药店之前，并没有通过严格的药物控制。这类药无需进行实验室实验或临床试验，在进入市场后，也没有监测不良事件的药物警戒程序。它们可能含有有害的赋形剂，或其他不同于或不存在于说明书或标签上所列的物质。此外，这些药品的成分或剂量可能因批次不同而不同，因为法律没有要求它们必须经过严格的药品质量控制程序。

这类药中，一部分不仅可以在药房和药店买到，还可以在草药铺、超市、健身房和体育用品商店买到，这些地方的销售人员没有经过必要的培训，并没有足够的资格给顾客提供建议。更可疑的是"网上购药"，即在互联网上做广告并可以购买的保健品。在网上买到假冒伪劣药品的潜在风险是非常高的，因为它们没有经过任何安全控制（图2）。

维生素和保健品尤其如此，实际上，补充维生素和其他所谓

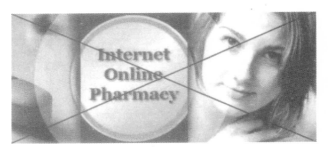

图2　在邮购药店，装有药筒的自动配药机平台
（美国国家职业安全与健康研究所，维基百科）

的营养元素并没有充分科学的理由，其中大多数产品从未经过实验研究，也不服从任何安全控制，因此，它们对人体健康恐怕是有害和（或）无效的。多样、均衡的饮食，多吃蔬果，已足以满足我们机体的一切需求。

顺势疗法的奇异世界

医学上有一条普遍的规律，那就是剂量越大，药理作用越大。一个世纪的临床对照研究已差不多证明这一点。就像所有的规律一样，这一条也并非没有例外。近年来，药理学中发现了一个有趣的激效现象（hormetic phenomena）：令人信服的证据表明，某些药物或毒药在很低的（但仍可测量的）剂量或浓度下，可以产生某些无法观察到或不同于较高剂量或浓度下观察到的生物学效应。然而，顺势疗法与任何科学推理都是相悖的，它认为存在一些活性成分，为了更有效，需要将其稀释到没有原始活性分子可以留在瓶子里的程度。因此，顺势疗法的药品中往往除了赋形剂，几乎没有什么活性物质。

由于活性成分近乎没有，因此顺势疗法的药品无法进行实验，这些药品往往在送到药店时，对于其准确的含量、疗效和安全性都没有任何验证，因为它们差不多只含有糖（如液滴或药片）或低度乙醇（如液滴）。

我们不应该将顺势疗法与植物疗法相混淆，植物疗法是含有药理活性原理的植物提取物，尽管它们的有效性和安全性可能还没有经过检验或证明。

顺势疗法的支持者们利用顺势疗法药品中"没有任何东西"（除糖和酒精）的优势，来支持这样的主张：虽然这些疗法可能不如传统药物那么有效，但它们的毒性肯定也没有传统药物那么强。这是一种相当不切实际的主张。在没有对药物进行彻底测试的情况下，我们并不能说某种药物对某种疾病的病人有益或有害。如果病人使用了顺势疗法，而不是可能有助于改善病情的对抗疗法，病人的问题可能会严重恶化，甚至死亡，因为治疗是不够的。

在欧洲，采取顺势疗法的病人数量不断攀升，已呈惊人之姿，他们恐怕并没有仔细考虑这些问题。

注意事项！

在和读者说再见之前，我们认为还有一些建议应该提供给大家。如果您从开头一直读到这里，您大概会认识到药是非常有用的，但必须要小心对待。

只有在的确有需要、由医生开具处方的情况下，才能按照正确的剂量和适当的频次用药。切勿自行用药，除非您的朋友或亲戚是医生或药剂师，否则也切忌服用朋友或亲戚推荐的药物。

药物可能会带来健康，但不应滥用，不应过量服用或误用，否则，不仅药物无效，而且会损害健康。

最后，请记住，健康的生活方式永远比任何药物都要好，因为即使是最好的药，也不能代替新鲜、多样、健康的饮食和合理、有规律的锻炼。药物无法修复由酗酒、吸烟、暴饮暴食、暴晒或暴露于其他有害物质所造成的伤害。

（苏静静译）

如果您想了解更多……

论著：

Atkins P., *What is Chemistry?*, Oxford University Press（2013）.

Gerald M., *The Drug Book*, Sterling Milestones（2013）.

Goldacre B., *Bad Pharma: How Medicine is Broken, and How We Can Fix It*, Fourth Estate（2012）.

Mukherjee S., *The Emperor of All Maladies*, Scribner（2010）.

Weinberg R.E., *The Biology of Cancer*, 2nd ed., Garland Science（2013）.

网站和文章

Harris G., Medicines Made in India Set Off Safety Worries, *The New York Times*（2014）, available at http://nyti.ms/1duVUbc.

Hsieh-Wilson L.C., Griffin M.E., Improving Biologicdrugs via Total Chemical Synthesis, Science（2013）, available at sciencemag.org/content/342/ 6164/1332.short.

Janet Rowley, National Library of Medicine, available at nlm.nih.gov/ changingthefaceofmedicine/physicians/biography_282.html.

John Vane, The Nobel Foundation, available at nobelprize.org/nobel_ prizes/medicine/laureates/1982/vane-bio.html.

Leaf C., Do Clinical Trials Work? *The New York Times* (2013), available at http://nyti.ms/1DXhvH5.

Mintzes B., Disease Mongering in Drug Promotion: Do Governments Have a Regulatory Role?, *PlOS Medicine* (2006), available at plosmedicine.org/ article/info% 3Adoi%2F10.1371% Fjournal. pmed.0030198.

Mukherjee S., Post-Prozac Nation: The Science and History of Treating Depression, *The New York Times* (2012), available at http://nyti. ms/1AXPCvX.

Myers P.Z., Chilling, available at freethoughtblogs.com/pharyngula/ 2013/11/20/chilling/.

Olson H. et al., Concordance of the Toxicity of Pharmaceuticals in Humans and in Animals, *Regulatory Toxicology and Pharmacology* (2000), available at sciencedirect.com/science/article/pii/S0273 230000913990.

Paulson T., Drug Development: Searching for Patterns, *Nature* (2014), available at http://www.nature.com/nature/journal/v507/n7490_ supp/ full/507S10a.html.

Racaniello V., HIV Gets the Zinc Finger, Virology Blog (2014), available at virology.ws/2014/03/19/hiv-gets-the-zinc-finger/.

Rubin R.P., A Brief History of Great Discoveries in Pharmacology, *Pharmacological Reviews*（2007）, available at http://pharmrev. aspetjournals. org/content/59/4/289.

Sir Alexander Fleming, The Nobel Foundation, available at nobelprize. org/nobel_prizes/medicine/laureates/1945/fleming-facts.html.

Sutherland W.J. Spiegelhalter D., Burgman M., Policy: Twenty Tips for Interpreting Scientific Claims, *Nature*（2013）, available at nature.com/ news/policy-twenty-tips-for-interpreting-scientific-claims-1.14183. All Trials Initiative alltrials.net/.

The Berlin patient, available at en.wikipedia.org/wiki/The_Berlin_ Patient.

Thomas K., Why the Bad Rap on Generic Drugs?, *The New York Times*（2013）, available at http://nyti.ms/1OTXhj7.

Thomas K., J.&J. to Pay 2.2 Billion in Risperidal Settlement, *The New York Times*（2013）, available at http://nyti.ms/1E4cyfz.

需要摒弃的迷思

1. 天然药比化学药的毒性小

一种化合物，无论是天然的还是合成的，其安全与否取决于一定剂量给药后，如何与生物体相互作用。所有化合物都是原子组成的化学物质。如果没有化学，既不会有合成衍生化合物，也不会有生物制品，甚至也不会有水、食物，甚至我们自己。砷是毒性最强的物质之一，亦是百分之百天然的化学元素。

2. 每一片药都是适当的

事实并非如此。很多药丸和健康相关产品具有药物的特性，但绝对不是药，有些甚至是有害的。维生素、补品、营养补充剂、抗氧化剂、减肥剂、草药提取物、巴赫花疗法、阿育吠陀药物和顺势疗法等产品进入市场后，没有经过实验室研究、临床试验或上市后监管等程序，它们可能含有有害的赋形剂和其他物质，各成分的质量或数量可能与说明书或标签上标明的不同。鉴于法律不要求这些药品经过质量控制等程序，药品成分也可能因批次不同而不同。

3. 顺势疗法的疗效可能不如传统药物，但至少不会造成伤害

在未经充分检测和临床试验的情况下，不可能说哪种药品（包括顺势疗法）会产生哪种类型的效果。顺势疗法尚未开展试验研究，因为其中含有的活性物质都是高度稀释的，所以实际上除了赋形剂，没有任何活性成分。药房中，顺势疗法所标定的功效、安全性或含量，都是没有经过任何验证的。需要治疗的病人若使用顺势疗法而非有效药物，可能会因治疗不当而病情加重，甚至导致死亡。

4. 用动物做药物实验是浪费时间

要证明一种新药的安全性和有效性，动物实验是必不可少的。有些药物的作用只会在一个完整的有机体中才会显现出来，这个生物体由药物到达的所有器官组成，并在这些器官中进行代谢。这些效应无法在体外实验中使用的分离细胞中观察到。在许多方面，我们人类与动物有很大的不同，但在很大程度上，我们拥有相同的进化过程，因此许多保存至今的生物分子也是相同的。由于这层分子的关系，用与人类足够相似的动物进行的试验研究，

其结果可以提示人类是否可以耐受某种药物。法律要求在临床试验开始之前进行动物实验，法律反映了消费者和患者的要求，即医生开具的药物处方、药监部门批准的药物都是安全的。动物实验都应受到严格的监管，尽量保护动物福利，并尽可能少地使用动物进行实验。

5. 我们了解所有药物的作用机制

对于已批准的药物（那些经药品监管机构批准用于治疗的药物），我们知道它们在多大程度上是安全有效的，但有关它们是如何起作用的，我们所知甚少。

6. 所有人服药后的效果都是一样的

以相同的剂量给不同的人服用相同的药物，其血液中的含量可能相差 10~20 倍。每个人都是不同的，每种药物对不同的人都可能产生有益或有害的影响。在有限数量的人群中进行研究，药物的功效和毒性是取其均值，不一定能精确地体现每个人的情况。

7. 人体就像一台机器，我们准确地知道它是如何运作的

凡机器，都有一本说明书，因为它们是由人类设计，然后一点一点组装起来的。相比之下，我们的身体是在地球生命经过大

约 40 亿年的进化，通过反复的"试错纠错"逐渐形成的。因此，构成人类身体的大约 3 万亿个细胞是在没有预先项目计划的情况下产生的。这就是为什么我们对人体功能的了解是不完整和不完美的。

8. 分子靶向药物优于传统药物

所有的药物，从最古老的到最新的，都至少有一个分子靶点，大多不止一个，否则它们将不会发挥作用。事实上，在很多情况下，我们不知道药物的分子靶点并不意味着这些药物没有我们知道的靶点。

9. 生物制剂比化学合成药要好

它们并不是更好，而是本质上的不同。仅在一个细胞中插入我们的基因，可以产生比化学实验室合成更复杂和准确的分子。在一个顶级的现代化学实验室里合成生产的化合物要简单和粗糙得多。然而，生物过程不可能控制每一个细节，因为它们产生于曲折和随机的进化路径，而不是由人类设计的详细项目。在化学实验室中合成的化合物的结构被严格控制到最后一个原子，因为它们是根据人类编写的使用手册生产的。因此，尽管化学合成的物质可能没有自然合成的物质复杂，但我们对前者几乎一无所知。我们知道它们是如何制作的每一个细节，它们是绝对纯净的。

10. 毒药和药物是不同的

瑞士炼金术士帕拉塞尔苏斯在 1538 年写道："所有的物质都是毒药，因为每一种物质都有有害剂量。剂量决定一种物质是否是'毒药'。"他的名言今天仍然成立。即使是像水这样无害的物质，如果一个人在大约一小时内喝下几升水，也可能是有毒的。反之亦然，一些植物中存在的强效毒性成分，如碱类，在适当的剂量下也可以发挥治疗作用。

11. 治疗某种疾病的新药总是比旧药好

每年都有数百种新药获得批准。但这并不意味着它们真的是全新的，或比那些已经在使用的更好。有时，新药分子只是旧药的轻微修改版本，而旧药的专利即将到期，所以有些药物就某种疾病的标准治疗而言，只是"不比较劣"而已。

12. 新药研究的结果构成了绝对的确定性

对某种药物的反应因人而异。考虑到许多疾病是自限性的，有可能不管服用什么药物，症状都会消失。有可能存在安慰剂效应，或者可能是混杂因素影响了药物临床试验的结果。因此，很难确定某个药理学效应是否可以归因于药物，而不是混杂因素。

任何一种新药的实验结果，即使是最严格的实验结果，都必须被视为一般可能性的指标，而不能被视为单个患者的确定性。

13. 药物安全对病人总是有利的

安全性是新药获批的首要评价标准。如果一种药物被发现会造成伤害，人们甚至还不知道它是否有效，它就会被立即否决掉。安全性是药物评价的优先事项，这是响应消费者和病人不希望暴露于风险的需求。但是对患者来说，安全性的高门槛总是一种优势吗？其实，对安全性的强调可能会失去批准一种新药的机会，而这种药可能对一种我们尚未进行任何治疗的疾病恰恰具有疗效，尽管这种药物有严重的副作用。这是一个伦理问题，而不是科学问题，如果有正确答案的话，恐怕这要取决于社会和政治对健康的态度。

14. 仿制药比品牌药更糟糕

仿制药和品牌药一样好。根据法律，它们必须含有相同的有效成分，相同的剂量，它们以相同的方式发挥作用。但它们的价格至少比品牌药低 20%。仿制药是在品牌药专利过期后生产的。从专利期结束的这一刻起，任何公司都可以生产和商业化该药物的仿制药，其知识产权不再受到保护。在大多数欧洲国家，药剂师有义务以最低价格销售仿制药，这一选择有利于国家卫生系统，并为社会节省了大量资金。为了提高公众对仿制药的信任度，"仿制药"这个倒霉的名字将很快被改成"等效药"（equivalent drugs）。

15. 基因检测有助于理解基因对疾病的作用和新药的研发

药物研究的历史用一个个活生生的例子告诉我们，人体内存在潜在的分子靶点，但不幸的是，这并没有带来新药的诞生。例如，我们在 25 年前就已经知道，囊性纤维化是一种遗传疾病，突变的基因和蛋白质导致肺部和其他器官的分泌改变。尽管当初寄予厚望，但 25 年的努力只得付诸东流，并没有找到令人满意的治疗。许多其他疾病也是同样的命运，与这些疾病相关的分子知识十分丰富，然而有前景的治疗药物却少之又少，可谓天上人间，对比鲜明。新药研制的确是道阻且长。

16. 药片总是比注射好

每种给药模式和每种制剂都有各自的优缺点。剂型的选择取决于要治疗的健康问题和所要服用药物的特点。药片很方便，但必须挺过胃中的酸和肠中的碱。为了能够安全地通过两种相反的消化液，药片需要是中性的，这意味着不携带任何电荷。对于需要通过注射给药的药物，其活性成分需要溶解于水或与体液类似的溶液中。药物的配制需要确保有效成分稳定，并以正确的浓度和正确的给药速度到达正确的身体部位。

您以前知道……吗？

许多药物治疗，少数治愈，几乎没有修复

通常，一间药店里大约有 14000 种不同的药品，但其中只有一小部分可以从根上治愈疾病。绝大多数只能治标不治本。

胰岛素是由转基因生物产生的

如今，数百万糖尿病患者在服用的胰岛素是在一个生物微型工厂里生产的，这个生物微型工厂是一种植入了人类胰岛素基因的细菌或酵母。如果你患有糖尿病，你会因为重组胰岛素是转基因生物的产物而拒绝服用吗？那些反对所有转基因食品的人应该想想这一点。

柳树的古老遗产

自 1897 年以来，乙酰水杨酸和阿司匹林被用来治疗发热、

疼痛或炎症，当时，在拜耳化学公司工作的德国化学家菲利克斯·霍夫曼发现了一种耐受更好的水杨酸，相比白柳树树皮的提取物中含有的水杨酸，后者有效但毒性有点大。经过现代科学深入的研究，现在我们已经知道了水杨酸和它的现代版本乙酰水杨酸的作用模式，水杨酸是为数不多的古代药物之一，古埃及人和苏美尔人已经在使用。

"除了化学"

当约翰·范恩拿到化学学位，被问到毕业后打算做什么时，他曾如是回答。他后来因发现阿司匹林的作用机制而获得了诺贝尔奖。即使是最优秀的研究人员也会遭受挫折感到沮丧，重要的是振作起来。

宝宝阿司匹林

1982 年前后，两位 30 岁左右的药理学家，罗马天主教大学的卡罗·帕特罗诺和田纳西州纳什维尔范德堡大学的加勒特·菲茨杰拉德，几乎在同一时间，分别在他们的实验室里发现，低剂量的阿司匹林（75~100mg）可以防止血栓的形成。今天，世界各地数以百万计的人都在服用宝宝阿司匹林或阿司匹林肠溶片的处方。这一发现也改变了心血管疾病如梗塞和中风的治疗方式。

万艾可（译注：又名"伟哥、威尔刚"）的作用是偶然发现的

因为发现万艾可能够影响血管平滑肌和血液流动，于是开展了治疗心脏病患者的试验。认为它可能抑制冠状动脉的闭合，从而防止心肌梗死。该研究没有得到心脏病相关的预期结果，但一些男性患者注意到，这一治疗引发了一种意想不到的附带效应，即阴茎勃起。

促红细胞生成素可能是最著名的生物药物

促红细胞生成素是由我们的身体产生的一种激素，可以刺激红细胞的生长。它是一种由 166 个氨基酸组成的小蛋白质，其基本结构包括四个糖支链，每个链中糖的数量和组成是可变的和不可预测的。因此，在药店出售的瓶装促红细胞生成素是多种分子的异质混合物。每一种都有相同的 166 个氨基酸，但是糖类不同。这里的糖不仅仅是蛋糕上的糖霜。促红细胞生成素的稳定性和效力根据糖的存在而变化，尽管每种糖对促红细胞生成素生物学效应的个人贡献尚不清楚。促红细胞生成素可以让职业自行车运动员在陡峭的道路上更快地行驶，也可以用于治疗由于癌症化疗的不良影响而失去红细胞的病人。前一种使用是非法和危险的，因为它是不受控制的，后一种使用是允许的，而且可能救命，因为它是在严格的医疗控制下使用的。

在自然界，毒药是常态，而不是例外

植物和蘑菇固定在土壤上，无法逃脱掠食者的攻击，而毒素为植物和蘑菇提供了相当大的进化优势。毒素在一些固定在岩石上的海洋动物中也很常见。当它们感到捕食者接近它们时，它们会向周围的水中释放毒素。在水生世界中发现的毒素通常比在陆地上的植物或蘑菇中发现的毒素更强，因为它们需要在水中充分稀释后才能发挥作用。河豚毒素是河豚产生的最有效的毒素之一，这并非偶然。这种致命毒素的解毒剂只存在于詹姆斯·邦德的电影中。有时，如果小剂量使用，效力最强的毒药恰是药效强而无害的药物。

最早的临床试验

1747 年，在英国皇家海军索尔兹伯里号上服役的詹姆斯·林德医生帮助应对坏血病流行。面对这种病，所有远洋船只的船员似乎都在劫难逃。林德医生做了一个实验。他挑选了 12 名坏血病的患者，并将他们分成 6 组。每个参与实验的水手都必须坚持预定的饮食，这对所有人都是一样的，他们还服用了一种补充剂，两组之间的差异是不同的。林德选择的六种补充剂是当时人们普遍认为可能治疗坏血病的制剂：苹果酒、柠檬、橘子、盐水、醋或大蒜、芥末和辣根的混合物。经过 6 天的治疗，摄入柠檬或橘子的船员中，只有四人有所好转，而其他的人则持续恶化。这一事件被认为是历史上的第一个临床试验。我们今天知道，坏血病的原因是缺乏抗坏血酸或维生素 C，它大量存在于柑橘类和其他水果以及新鲜蔬菜中。

志愿者参与临床试验

这一规定是《纽伦堡法典》的一部分。1947 年，纽伦堡审判了主要的纳粹罪犯，揭露了对集中营囚犯的残忍和虐待。这些不幸的人被迫参加实验，这些实验不仅不人道，而且缺乏任何科学价值和严谨性。此后，不再有人被迫违背意愿参加临床试验。

安慰剂效应

不论药物如何，许多病人在治疗后反应都是正面的，因为他们完全都在关注自己的健康问题。对于这些人而言，用安慰剂治疗可以导致疾病问题被身体感知到，或者的确得到改善。这是一种真实的、可以量化的效应，可以在实验室或医院中证明，目前认为原因在于大脑中某些分子和区域的作用。它甚至可以在没有治疗药物的情况下发生：有时，言语就足以引起安慰剂效应。通常，疼痛或疾病会自行缓解，因此，很难将这种自然发展与安慰剂效应区分开来。在临床试验中，将药物与安慰剂进行匹配对照，可以得到明确的结果，证明被测试药物是否真的有效。如果该药

物在试验组的活性表现与安慰剂组相同,这意味着该药物的效果
与惰性物质的效果没有区别。然而,药物只是与安慰剂进行比较,
并不总是正确或合乎伦理的。例如,如果一种该疾病的治疗药物
已经存在,那么最终的疗效差异应该是与现有的治疗方法来比较,
仅向对照组的患者提供安慰剂是不道德的。

反安慰剂效应

反安慰剂效应在某种程度上是安慰剂效应的反面。它是一种
给药后产生的负面生理效应,不是由药物本身引起的,而是由病
人对疗效或副作用的想象所致。有时,如果有关化合物潜在副作
用的信息巨细靡遗,也可能刺激这种效果,导致病人出现之前读
到或听说过的症状。不要太过仔细地阅读信息页上的副作用,兴
许还是一个好主意呢!

某些新型抗癌药物的真相

与已在使用的抗癌药物相比,很多新型抗癌药物的疗效是相
当有限的。一些新药只能将存活时间延长不超过一周。这一事实
与广告中对新药的宣传和许多新药惊人的成本形成了鲜明的对比。
事实上,许多新型抗癌药物只在少数患者中具有疗效,这些患者
具有特异性的分子特征,使他们的疾病更容易受到药物的作用。
相比之下,这些药物对其他所有患有这种疾病但缺乏这种特异性

分子特征的患者并不起作用。因此，生存数据代表了两种患者情况之间的折中，少数有正确分子特征的患者存活率提高了，但大多数没有这种特征的患者的存活率等同于安慰剂或已有的药物。

招募志愿者的困难

根据西雅图弗雷德·哈金森研究中心进行的一项研究，只有3%具有适应症的患者愿意接受招募，进入临床试验，而40%的此类试验在开始时即已失败，因为研究人员无法招募到足够数量合适的患者。

许多新药档案比百科全书还要庞大

2013年，美国某家大型制药公司向美国食品和药物管理局（FDA）提交了一份新款安眠药的申请书。FDA是为新药的使用和商业化扫清道路的美国政府机构。这份电子格式的申请材料足有41G，而2013年维基百科所有条目的总容量是9.2G。这款安眠药的档案也不例外。每种新药在申请批准时，疗效和安全性都必须尽量翔实，以至于形成的文件可以超过百科全书的分量。

欧洲的新药审批

欧洲药品管理局（EMA）目前位于伦敦（译注：随着英国脱

欧进程的开展，设在伦敦的欧盟机构也将陆续进行外迁，此次共有 20 个国家参与竞标，德国、法国、捷克、卢森堡、爱尔兰等国均对两家欧盟机构外迁抱有浓厚兴趣。），是新药在欧盟国家使用之前进行评估和批准后的唯一机构，按照规定，其评估过程不得超过 270 天。EMA 批准的药物可以在所有欧盟国家销售，所有国家不得反对这一决定。在获得 EMA 批准后，每个成员国相应的国家药品监管机构有任务来确定药物是否应该被纳入国家处方，并由各国的国家卫生服务机构报销。

沙利度胺：灾难与重生

沙利度胺于 1956 年上市，1958 年在英国被批准用于医疗用途。到 1961 年，作为孕妇的止吐药，它在至少二十多个欧洲和非洲国家被使用。1960 年，为申请进入美国市场而开展了一项研究，将 250 万粒药片分发给了大约两万名患者。在试验过程中，有 17 名新生儿出现严重畸形的迹象。因此，该药在美国被拒绝批准。截至 1961 年沙利度胺退出市场之前，在它被广泛使用的国家，有一万多名患有短肢畸形（即手臂或腿畸形）的儿童出生。美国成功地避免了这一悲剧，因为美国的国家药品监管机构迟迟没有启动批准程序。沙利度胺灾难使药监机构开始关注药物的致畸性，即药物改变胚胎发育的能力。从 20 世纪 60 年代起，法律规定，任何新药的潜在致畸效应都需要经动物研究评估，而且实验动物的妊娠期需与人类相近。在 20 世纪 90 年代，沙利度胺经历了意想不到的复兴，这是由于沙利度胺对多发性骨髓瘤具有疗效。这说明许多毒药也是良药，只是取决于剂量、疾病和接受药物的病人。

在何种程度上公开临床试验的结果？

美国 FDA 可以进一步要求拿到新药的所有档案，不过须先评估了这一要求的动机后。相比之下，在欧洲，药品档案属于保密文件。英国流行病学家本·戈尔达克尔等人牵头了一项名为"所有试验"的倡议，建议强制性公开所有正式批准的药物临床试验结果，包括那些产生阴性结果的试验。

治疗抑郁症的药物是安慰剂吗？

某些最常用的抗抑郁药似乎是这么回事，比如选择性 5-羟色胺再摄取抑制剂。百忧解是这类药物中最著名的品牌药，其有效成分是氟西汀。百忧解上市已经超过 25 年了。这种药物在极重度抑郁症患者中只有 20%~25% 有效。然而，在大多数其他抑郁症患者中，它们的效果也并不比安慰剂好。而大多数其他的抑郁症患者有数百万人之多。在西方世界，约有十分之一的人曾接受氟西汀或相关抗抑郁药的处方。销售百忧解的公司及其药理学上的亲戚们从一开始就知道这些药物的疗效有限，但他们对试验结果严格保密，按照法律允许的那样。

个人对药的偏好

在日本，很少有人会服用深灰色、绿色或粉色的药片。在其他国家，红、黑或类似糖果的颜色并不受欢迎。药片不是一片片销售，而是包装销售，在这方面，各国的偏好也有所不同。美国人更喜欢装在容量 30 片左右的药瓶里，而其他国家更习惯用塑料和铝制的吸塑装。

只有六万分之一的实验药物分子获得审准

每年，有超过 150 万种实验性药物在实验室中进行临床前研究。其中，大约有 300 种进入临床试验，只有不到 25 种被认为有前景并获得批准。从开始临床实验到获得批准的时间大约为八年。

药物警戒可以改善治疗

轮状病毒引起的腹泻每年导致 40 多万儿童死亡，特别是在发展中国家。每年约有 200 万儿童被送往医院。1998 年，第一种针对轮状病毒的疫苗获得批准，许多儿童立即接种了疫苗。在几个月的时间里，在 12000 名接种疫苗的儿童中，出现了一种罕见的肠道问题，而副作用是在早期广泛的疫苗临床评估中没有观察到的。在药物警戒表明存在问题后，疫苗被立即召回，2006 年，一种没有这种副作用的新版本获得批准并上市销售。在开发新版本的过程中，研究人员必须从头开始。疫苗必须在一群未接种疫苗的儿童中进行试验，以确认疫苗的安全性。任何药物的批准都是针对特定的化合物、患者群体，治疗某一特定问题。一旦任何一项参数发生变化，就必须回到实验的起点。

任何抗生素都注定失败

病毒或细菌改变其遗传组织的能力是巨大的，因此它们往往对其目标产生耐药性，至少在一些治疗个体中是这样。微生物对同时使用的几种药物产生耐药性要困难得多。如今，获得性免疫缺陷综合征（艾滋病）死亡人数正在逐年下降，由于一种称为高效抗逆转录病毒疗法的联合疗法的可用，有 3400 万人在感染该病毒后存活。这是一种含有多种活性药物的药片，可对抗 HIV 病毒（艾滋病毒）。HAART 使艾滋病的死亡率降低了 50%~70%，并使这种疾病从一种必死之症变成了一种慢性疾病。

许多药物被用于标签外适应证，说明书中没有列出的适应证

批准适应证指的是药物评估和审批时所针对的特定疾病。无论药物被批准的适应证如何，只要医生根据其知识和经验认为该药物的使用是安全有效的，医生就可以为任何医疗目的开该药物的处方。在美国，五分之一的药物处方是标签外使用。然而，制

药公司不得向医生宣传非标签用途。

麻醉术前的医学是很残酷的

就在两百年前，病人们躺到手术台上之前，得先把自己灌醉，或者其他能让自己昏过去的物质，这样他们才能挺过难挨的痛苦和血泊中接受手术。只在极少数情况下，才会进行手术，病人几乎没有康复的希望。手术的速度至关重要，截肢要在不到一分钟内完成，这是避免病人死于剧痛的唯一办法。在外科手术出现之前，手术室里充满了病人可怜的哭喊声，接着是不祥的寂静。今天，只有在医院的产房里能听到痛苦的哭泣声，而医院有时仍然不鼓励妇女使用无痛分娩。如果没有麻醉剂，外科手术就无法处理腹部、胸腔、关节，当然还有心脏和大脑等器官的病变。当时，外科手术只能处理身体最外部的部分，其余部分则由所谓的内科学来处理。如今，如冠状动脉搭桥或髋关节置换等常规手术，每天在成千上万的病人身上进行，这在过去是不可想象的。在19世纪中期，波士顿的威廉·莫顿在牙科门诊中首次使用麻醉剂。之后，被广泛地传播到各地的手术室，并在那里真正地改变了人类的状况。

健康的生活方式总是比任何药丸都好

即使是最好的药物也不能代替健康、新鲜、多样的饮食和有规律的体育活动。药物永远不能修复由有害的生活习惯所造成的损害，如过量饮酒、吸烟、暴饮暴食、过度晒太阳和摄入了其他会损害我们机体的物质。

（苏静静译）